医院人力资源管理书系

医院 薪酬管理

丁朝霞 张 英 杨正云 肖昱华 / 主编

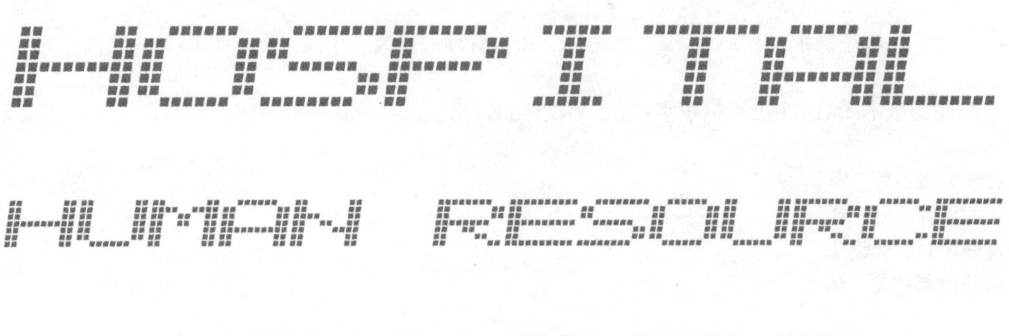

清華大學出版社
北 京

内容简介

本书从有关人性研究的假设出发，基于相关激励理论的基本认知，在借鉴国内外医院薪酬管理模式，尤其是在对中国医院薪酬管理现状与发展趋势进行深入剖析的基础上，构建了医院薪酬体系的基本结构，解析了医院薪酬的功能定位、管理价值、影响薪酬的主要因素、薪酬设计的方式方法、薪酬的决策与执行等，并以医院薪酬设计的具体案例为佐证，形成了理论认识、薪酬管理体系构建、实践案例相结合的完整体系。全书既有一定的理论前瞻性，又很强的实操性，适用于医院管理教学人员、研究人员、一线的医院人力资源管理人员以及医院管理专业研究生学习应用。

图书在版编目（CIP）数据

医院薪酬管理 / 丁朝霞等主编. —北京：清华大学出版社，2022.10
（医院人力资源管理书系）
ISBN 978-7-302-62079-2

Ⅰ. ①医… Ⅱ. ①丁… Ⅲ. ①医院－工资管理－研究－中国 Ⅳ. ① R197.322

中国版本图书馆 CIP 数据核字（2022）第 195094 号

责任编辑： 肖 军
封面设计： 吴 晋
责任校对： 李建庄
责任印制： 宋 林

出版发行： 清华大学出版社
网 址： http://www.tup.com.cn，http://www. wqbook. com
地 址： 北京清华大学学研大厦 A 座 **邮 编：** 100084
社 总 机： 010-83470000 **邮 购：** 010-62786544
投稿与读者服务： 010-62776969，c-service@tup.tsinghua.edu.cn
质量反馈： 010-62772015，zhiliang@tup.tsinghua.edu.cn
装 订 者： 小森印刷霸州有限公司
经 销： 全国新华书店
开 本： 185mm×260mm **印 张：** 14 **字 数：** 230 千字
版 次： 2022 年 11 月第 1 版 **印 次：** 2022 年 11 月第 1 次印刷
定 价： 98.00 元

产品编号：092362-01

编委名单

主　编　丁朝霞　张　英　杨正云　肖昱华

副主编　刘　萍　陈财柳　涂虹羽

编　委（按姓氏笔画排序）

丁朝霞　中山大学附属肿瘤医院

刘　萍　武汉儿童医院

肖昱华　广州中医药大学第一附属医院

杨正云　中山大学附属第三医院

张　英　广州市景惠管理研究院

陈财柳　中山大学附属第七医院

涂虹羽　中山大学附属肿瘤医院

蒋越志　重庆市大足区人民医院

序

广东省卫生经济学会人力资源分会经过一年多的筹划、编撰、统稿、审定等工作，《医院人力资源管理书系》在清华大学出版社的支持下，各部著作陆续出版了，这是人力资源管理分会成立两年来一份非常“厚重”的答卷，是为同道们奉献的一份“知识盛宴”，可喜可贺！

《医院人力资源管理书系》由广东省卫生经济学会人力资源分会会长、广州市景惠管理研究院张英院长和广东省卫生经济学会人力资源分会常务副会长、中山大学孙逸仙纪念医院朱胤总会计师担任总主编。各册主编、副主编以及编委有的来自国家卫生健康委员会（简称：卫健委）委属委管医院、医科大学附属医院和省属大型医院，有的来自地市级三甲医院和县级二甲医院。为了考虑编者的广泛性和代表性，有的编者还来自北京、福建、山东、陕西、重庆、四川等地的不同医院。这些编者中有的是国家级的卫生经济管理、卫生人力资源管理领域的领军人才和学科带头人，有的是有丰富经验的研究与教学人员，多数是具有 30 多年实践经验的一线管理者。不同地域、不同规模、不同类型医院以及研究型、教学型、咨询型、实践型专家的搭配，保证了本书系的写作能够不拘一格，既注重书系的经验性、总结性，又兼顾到了理论性和前瞻性；既考虑了书系的实用性、可操作性，同时也体现了书系的系统性、学术性。让我们看到整个书系不仅是工具书、参考书，而是可以成为一套专门用于医院管理培训的教材，成为医院人力资源管理者全面提升业务素质与能力的必备用书。整个书系共动员了近百人参与编撰，其组织、沟通、协作都非常耗时费力，在两位总主编、各位主编、副主编和编委们的努力下，大家齐心协力完成了编撰任务并按期出版，这种团结协作、精益求精的敬业精神值得点赞，令人敬佩。可以说是以实际行动践行了为民服务孺子牛、创新发展拓荒牛、艰苦奋斗老黄牛的精神。

《医院人力资源管理书系》各部著作涵盖了医院人力资源管理的战略性管理、组织结构、岗位分析、定岗定编、胜任力、领导力、人员选拔与招聘、培训教育、绩效管理、薪酬管理、职业发展管理、员工关系管理以及文化建设等各个模块，并对医院近年来的人力资源管理政策与制度进行了梳理，对人力资源数据的综合应用给出了方法，提供了涵盖多个模块的人力资源管理案例与具体实施方案。书系的各部著作高屋建瓴、层次清晰、结构严谨，相互之间遥相呼应，全面展现了医院人力资源管理的知识体系和技能方法，作为国内第一套医院人力资源管理书系，体现出了它应有的出版价值。

卫生经济研究是以我国医药卫生体制改革为基础，紧紧围绕人力资源、物资资源、财经资源、技术资源和信息资源等各种卫生资源的开发筹措、计划配置、使用管理、调节评价全过程的研究，重点探索卫生供给与需求的矛盾规律，分析卫生资源的投向和投量、投入与产出、效率和效益。谈到资源，人是第一个最为活跃的资源，是生产力三要素之首。毛泽东主席在《唯心历史观的破产》一文中指出："世间一切事物中，人是第一个可宝贵的。在共产党领导下，只要有了人，什么人间奇迹也可以造出来。"所以，医院人力资源管理是医院管理的重中之重。抓好了医院的人力资源管理，就抓住了医院管理的牛鼻子。《医院人力资源管理书系》虽然着眼点是在人力资源，但如果把各部著作串起来看，实际上把医院人力资源如何与财、物、技术、信息等核心资源科学配置、精细管理和有效使用进行了精辟的分析，并提供了成熟的理论和可借鉴的经验。

广东省卫生经济学会人力资源分会以专业化的视野和严谨的学术精神，搭建卫生人力资源的研究高地和卫生人力资源管理者的职业发展平台，开展专题的人力资源学术研究，创建和汇聚国家级、省级科研成果，为政府和各级医疗卫生机构提供决策支持，以专业制胜的优势，打造成广东省乃至全国卫生领域具有一定学术地位和声誉、开展专业化研究的一流学术团体组织。我希望人力资源分会能够以《医院人力资源管理书系》的出版为契机，团结更多的卫生人力资源管理研究专家和一线的实际工作者，出版更多更好的人力资源管理著作，发表更多更好的人力资源管理论文，开展更多更好的人力资源管理课题，让人力资源管理的学术成果更加丰硕。为健康中国、幸福中国作出应有贡献。

广东省卫生经济学会会长　陈星伟

2021年7月于广州

前言

人力资源是医院的第一资源，人力资源管理是医院管理的核心和关键。这基本上是没有争议的共识。但如何通过对人力资源进行有效的管理，做到既能放大医务人员个体的价值，又能保证医院组织目标的实现，从而构建和谐美好的人力资源管理生态，却没有一个统一的答案，也没有放之四海而皆准的办法，这正是医院人力资源管理的挑战所在，魅力所在。我们动议编著《医院人力资源管理书系》就是既总结过去医院在人力资源管理方面所取得的经验，更着眼于未来医院人力资源管理的发展趋势，系统总结、梳理、规范医院人力资源管理的学科体系，为广大医院人力资源管理工作者和相关人员提供一套既有理论体系，又有实操方法，同时又有借鉴案例的工作用书，让医院人力资源职业化管理进程走得更快更稳。

医院人力资源管理深受社会发展背景和企业人力资源管理理论及经验的影响。1949 年中华人民共和国成立至 1978 年，我国实行的是计划经济。在那个时代，员工和用人单位之间的关系完全是隶属关系。用人统一调配，薪酬以固定工资为主，激励以政治为先导，医院是政府部门的附属机构，一切以执行指令为要务。1978 年至 1992 年，我国的经济体制改革从农村家庭联产承包责任制开始，企业逐步开始扩大用人自主权，探索经济激励，落实绩效奖金分配等，但这一阶段的改革仍然是在计划经济框架内的相对比较温和的变革。1979 年 4 月，国家卫生部、财政部、国家劳动总局发布了关于加强医院经济管理试点工作的相关意见，对医院提出了“定任务、定床位、定编制、定业务技术指标、定经费补助”的“五定”，并对经济核算和绩效奖金分配提出了具体的办法，可以说是影响医院人事与分配制度改革的一项重要政策。1989 年 11 月，国家卫生部正式颁布实行医院分级管理的办法，开医院评价评审先河。1993 年至 2000 年，从社会主义市场经济体制在中国正式确立，到建立现代企业制度，到 1995 年中国首部《劳动法》正式实施，到养老、医疗、工伤、失业以及生育、住房等各项社会保障制度的建立，这些都为劳动力市场的运行及其作用的发挥创造了条件。这一时期的 1994 年国务院发布了《医疗机构管理条例》，1997 年中共中央发布了《中共中央国务院关于卫生改革与发展的决定》等重要文件，将医疗机构的执业管理纳入了法治化轨道，对卫生改革的重大问题进行了厘清和界定。

2000 年至 2020 年，互联网的兴起，人们择业观念的改变，各项改革的持续深化，给我们的生活带来了翻天覆地的变化。2009 年 4 月中共中央出台了《中共中央国务院关于深化医药卫生体制改革的意见》，后续又相继出台了有关公立医院改革、卫生事业单位岗位设置、人事与分配制度改革、薪酬制度改革、医共体建设、互联网医院建设、药品器械招标采购、医疗保险支付制度改革等一系列改革政策与方案，为医院的改革与发展提供了充分的政策保障和制度支持。可以说，这 20 年来的医疗卫生改革，打出了总结经验、科学论证、试点探索、全面推进等“组合拳”，描摹出了医疗卫生改革的“全景图”。经过改革开放 40 年来医疗服务体系建设、20 年来医院能力建设、10 年来深化医药卫生体制改革的实践探索，公立医院已经到了从“量的积累”转向“质的提升”的关键期，今后必须把发展的着力点放到提升质量和效率上。可以说，医院的改革方向、目的、路径已经非常明确，关键是如何实施落地。自 2021 年始，中国的医疗卫生改革将全面进入落地、执行、精细化与全面提升阶段。社会的发展和医疗卫生整体的改革进程，必然伴随医院人力资源管理理念和思想的变迁，医院的人力资源管理也必须顺应上述的各种变化而进行全面规范和升华。

人力资源管理专业在高校的设置最早是于 1993 年在中国人民大学设置。人力资源管理硕士专业最早是于 2000 年设置。到目前为止，我国开办人力资源管理本科专业的高校已经接近 500 所，开设人力资源管理硕士点和博士点的高校也有数十所。在大学的管理学院、工商学院、公共管理学院等学院里，人力资源管理也成为一门非常重要的必修课。原国家人事部于 2000 年首次设置经济师—人力资源管理专业技术职称考试。从以上发展演变可知，人力资源管理从萌芽到发展也就是 20 多年的事。根据目前查阅到的，已经出版的医院人力资源管理相关著作、发表的学术论文、课题成果以及医院的管理实践等可以判定，医院人力资源管理的萌芽和兴起基本上是始于 2001 年，从 20 年来的发展情况看，医院人力资源管理仍然处于逐步探索、不断实践的过程，许多新的理论、工具和方法还未能在医院广泛应用，有些医院人力资源管理者甚至对一些理念和方法还感到很陌生，因此，我们把 2001 年至 2020 年的这 20 年，誉为是医院人力资源管理的萌芽期，从 2021 年开始，期望在同行们的努力下能够进入普及与规范期，再经过一二十年的发展，能够进入全面提升期，这样大概需要约半个世纪的时间，医院人力资源管理的学科体系就会比较健全、完善、成熟，而这些，都需要医院人力资源管理同行们的不懈努力，需要相关研究者的深入研究与推广。

这 20 年来，医院人力资源管理在思维模式和管理方法上发生了一些转变，比如，由单纯接收政府人事部门分配人员转变到了主动招聘人才；医院管理干部由行政任命转变到竞聘上岗，并实行任期目标考核；绩效考核由单纯德能勤绩廉的“画叉打钩”，转变到综合评估医疗服务的数量、质量、技术难度、风险责任、成本控制、群众满意度以及社会影响力等；薪酬分配由单纯的“岗位薪级工资＋奖金”转变到了系统设计基本工资和绩效工资体系，并逐步探索形成了年薪制、协议工资制、兼职工资制等一些成熟的模式；在员工发展方面，由过去的要求员工高度服从转变到了协助员工进行职业生涯规划，逐步树立了医院与员工“合作共享”的新时代人力资源管理理念，有的医院还建立了更有活力的合作机制、平台机制；医院由关注员工的使用与贡献转变到了结合医院发展战略和岗位需要进行以培训与能力提升为核心的赋能管理等。总之，20 年的变迁，医院人力资源管理无论是理论体系的构建，还是实践案例的积累，都取得了令医疗行业和人力资源管理界瞩目的成绩。医院人力资源管理的理论体系虽然在不断完善，实践案例也越来越丰富，从业者的职业化管理水平也在持续提高，可医院人力资源管理所面临的问题却越来越多，解决难度也越来越大，这与整个社会的经济结构转型、社会组织模式转换、个体意识觉醒等诸多因素相关。医院人力资源管理思维的转变和管理体系的构建也不再是“孤岛”事件，今天的医院人力资源管理已经与社会环境、宏观政策、人们的价值取向、生活方式密切相关，这就要求医院人力资源管理的模式和技术必须能够将变化视为常态，通过继续赋予人力资源管理新的职能来适应各种变化，进而提升整个人力资源管理系统的有效性。正是基于医改政策不断发展变化，人力资源管理面临诸多挑战，人力资源管理工作者业务素质与能力亟待提高等诸多因素，我们组织编写了《医院人力资源管理书系》，目的是系统、全面地介绍医院人力资源管理的新理论、新方法、新经验，旨在通过这套书能够帮助医院人力资源管理者更新管理理念，掌握管理技能，提升人力资源管理的实战能力，更好地承担起推动医院发展的使命与责任。

《医院人力资源管理书系》参与编著人员近百名，组织和沟通工作量非常大，但大家对待此项工作充满了激情，在一年多的时间里大家齐心协力，密切协作，圆满完成了写作任务，对于大家的辛勤付出我们深表敬意！在书系的策划、编写和出版过程中，广东省卫生经济学会、清华大学出版社，编著者所在单位的领导、同人们都给予了非常大的鼓励与支持，在此，我们深表谢意！

我们力图通过一套书来全方位地展现整个医院人力资源管理的理论体系、管理理念和核心工具与方法，并能够让此套书系成为医院人力资源管理者的培训教材和工作必备的参考用书。但由于能力和水平所限，书中难免有所纰漏，欢迎阅读者批评指正。让我们一起为中国医院人力资源管理体系的完善与发展作出贡献。

张 英（广东省卫生经济学会人力资源分会会长/广州市景惠管理研究院院长）

朱 胤（广东省卫生经济学会人力资源分会常务副会长/中山大学孙逸仙纪念医院总会计师）

2021年7月于广州

目录

第 1 章　人性的假设与激励理论

1.1　人性的假设

人性假设是指管理者在管理过程中对人本质属性的基本观念。美国管理学家道格拉斯·麦格雷戈（Douglas McGregor）在其 1960 年出版的《企业的人性面》一书中提出，在每一个管理决策或每一项管理措施的背后，一定会有某些关于人性本质以及人性行为的假设。因此，每一种管理理论的提出都是建立在一定的人性假设基础之上的。在管理思想和管理观念认识基础上的人性假设，直接决定着管理者的领导方式。所以，不同管理学派是建立在不同的人性的假设的基础上，不同的人性假设又决定着不同的管理方式和领导方式。

关于人性假设，古今中外学者从不同角度进行了论述，可以分为西方人性假设观，中国古代人性观和当代人性假设观。

1.1.1　人性的假设观

1. 西方人性假设观

西方管理学家提出的人性假设理论主要包括以下理论。

（1）“经济人”假设：随着资本主义经济的萌芽和发展，18 世纪西方享乐主义哲学者和英国经济学家亚当·斯密在《国富论》中提出了经济人假设，认为人是“有理性的、追求自身利益最大化的”，在管理中强调用物质上和经济上的利益来刺激工人努力工作。“经济人”思想是社会发展到一定历史阶段的产物，是资本主义生产关系的反映，它的提出标志着社会的巨大进步。

（2）“社会人”假设：20 世纪 30 年代，美国哈佛大学的乔治·埃尔顿·梅奥（George Elton Mayo）等人进行了管理心理学中著名的霍桑实验（Hawthorne Studies），实验主要研究车间照明、工作时间、管理方式等企业物质条件与工人劳动生产率的关系，并意外地观察到了人性的另一个重要侧面，也就是人不仅仅是关心自己个人的物质利益，还会追求人与人之间的友情、安全感和集体归属感。霍桑实验的结果发表在1933年出版的《工业文明中的人类问题》一书中，实验结论认为人是“社会人”，组织中人与人之间的关系是决定员工的工作努力程度的主要因素，要从物质、社会、心理多方面调动人的积极性。因此，管理者除了优化工作条件和工作方法，应当建立和谐的人际关系来促进工作效率和效益的提高。“社会人”假设的提出是管理学的重要转折点，开创了“行为科学”学派。

（3）“自我实现人”假设：这是美国心理学家马斯洛于1943年在《人类动机理论》一文中提出的观点，他认为人的需要是多层次的，人们有着最大限度地利用和开发自己的才能的需要，希望能够有机会获得自身发展与成熟，“自我实现”是工作的内在力量和最大动力。组织给予挑战性的任务才能激发出员工的强烈工作热情。

（4）“复杂人”假设：20世纪60年代，美国学者艾德佳·沙因（Edgar H. Schein）在出版的《组织心理学》一书中，综合“经济人”假设、“社会人”假设和“自我实现人”假设这三种西方人性假设，提出了“复杂人”的观点。他认为人的需要和潜在愿望是多种多样的，而且这些需要的模式随着年龄、在社会中所扮演的角色、所处的境遇和人际关系的变化而不断地发生着变化。应当说，沙因的观点弥补了前三种人性假设的缺失，是比较全面的。当然，前面三种的观点是综述，“复杂人”假设是在此基础上提出的新观点。

西方人性假设除了以上四种观点外，还有“工具人”假设观和“文化人”假设观。

（5）“工具人”假设：“工具人”假设观是西方最早的人性假设理论，产生于古代中世纪奴隶社会以及资本主义初级阶段的管理实践之中。在奴隶社会，奴隶主把奴隶看成是会说话的工具和他们的私人财产。在以大机器生产为特征的资本主义初级阶段，资本家则把雇佣工人看成是活的机器或是机器的一个组成部分，劳动者就像工具一样，任由管理者使唤。

（6）“文化人”假设：“文化人”假设观源于20世纪80年代，美国加州大学的日裔美籍学者威廉·大内从社会和组织文化的角度，考察和分析日美两国企业在人与企业、人与工作的关系方面的不同点和各自利弊。在通过对日美典型企业的研究发现，日本企业由于其管理中的文化特性，强调要重视人的因素，对员工信任、亲密并建立一致的组织目标和共同的价值观念，一般较美国企业的效率更高。文中虽未直接提出“文化人”这一名词，但其表达了组织的文化和价值观决定人的行为的观点，并通过《Z 理论——美国怎样迎接日本的挑战》重点强调管理中的文化特性，最早提出企业文化的概念，Z 理论。

此外，还有“理性人”假设、“情感人”假设、“决策人”假设等，这些人性假设理论，在西方管理学史上都具有重要的地位。

2．中国古代人性假设观

中国古代的人性假设是从伦理学、社会学的角度来探讨人的本性问题，主要有“人性善”假设和“人性恶”假设。

（1）“人性善”假设：春秋战国时期，儒家的始祖孔子认为“人之初，性本善”，但由于后天所处的不良环境的影响以及人的可塑性，才使得善良的面目改变了。因此，要恢复人的善良本性、造福社会，就必须进行道德教化。在具体方法上，他提出了构建“仁、义、礼（智、信）”道德规范体系，用于规范人的行为。

（2）“人性恶”假设：荀子认为“人性本恶”，人性中的善是环境影响的结果，是表面的伪装。因此，需要国家加强对人的管理，防止社会混乱。

基于这两种截然相反的人性假设观，孔子和荀子分别提出了治理国家的不同方法。这也印证了前面所提的，不同人性假设观决定了不同的管理思想和学派。

3．当代人性假设观

（1）“利己利他”本性假设：这种观点认为一个人身上同时具有利己和利他两种倾向，只不过由于文化、教育、情景和管理方式等因素的影响和制约，人们的表现会有所差异。利己性是人们为自己谋取利益的一种行为动机和本能，它是个体生存和发展的基本条件，是人类群体发展的前提之一。利他性是人们为他人和人类群体谋取利益的一种行为动机和本能，它是人类整体得以共同进步的另一个前提。

（2）“创新人”假设：20 世纪 40 年代，亚历克斯·奥斯本（Alex Faickney Osborn）把“创新”正式引入管理学理论之中，提出了促进创造力技法——头脑风暴法。中国学者吴昊认为组织发展有六个阶段，其中最高阶段是组织的创新阶段，即组织上下把提高创新能力作为中心任务。组织建立了一套有利于创新的制度，包括组织结构、激励体制、决策体制、评估体系等。组织需要“创新人”，“创新人”也离不开组织。一方面，每个人都有创新的潜力，创新是人的本质需要；另一方面，创新是人生意义的最佳显现。创新为人突破种种条件限制，实现人生价值提供了一条最佳途径。因此，组织能够提供组织成员创新所需要的条件，可以改变他们对外在激励因素的依赖性，从满足创新欲的内在需要中形成工作的主动性、获得持久的工作动力。

（3）“目标人”假设：随着管理实践的发展，有关专家从心理学和管理学两个方面重新思考有关人性的问题。天津商学院孙蕾在《“目标人”的人性假设与成就激励》总结了“目标人”假设的理论要点和运用策略，认为人们在工作和生活中都有一定的目标，在完成目标之中实现工作和生活的意义，并且进一步形成更高级的目标。这些目标分别与生活、社会关系和发展有关，形成一个三个层次的有机目标体系，这三个层次的目标在不同的情景下分别成为行为的动力模式。个体的心理目标主要形成于后天的教育和社会交往之中，受到实践的成功与否和他人态度的影响；个人所追求的目标体现着个人的价值观，激励着个人的行为。基于目标人的假设，作者提出通过培养员工的成就感、教育员工认同组织目标、采用具有亲和力的领导方式以及建立组织文化等策略来激励员工。

（4）“理性生态人”假设：过去的几十年当中，人们总是以经济的发展为重点，认为人的生存必须要依赖一定的产品，形成了不断追求经济增长、鼓励消费、发展科技的生存模式。但短短的几十年过去，人类所面临的自然环境遭到前所未有的破坏，环境污染、资源短缺等现象已经影响到人类的生存与发展。如果不加以控制和改善，按目前模式进行进一步经济扩张的话，后果将会是毁灭性的。在这样的背景之下，中外诸多专家和学者提出了“理性生态人”假设，并且已经在实践中得到了运用。这一假设反映了人们对人与自然、人与社会、人自身的生理和心理的和谐统一发展的追求，反映了人们对可持续发展观念的认可，主要观点有：人与自然和谐相处的自然观；把生态安全置于首位考虑经济发展问题，注重经济、社会和生态多个层面效益；追求与竞争者、外部环境共赢的竞争方式。

与“经济人”假设、“社会人”假设、“复杂人”假设相对应形成的管理学理论是科学管理理论、行为科学管理理论、现代管理理论。“生态人”假设的提出，进一步推动管理学理论的发展。

1.1.2　基于人性假设的管理理论

美国管理学家道格拉斯·麦格雷戈认为，每个管理决策和管理措施的背后，都有一种人性假设，这些假设影响乃至决定着管理决策和措施的制定以及效果。不同的管理者从它们各自对人性的假设出发，用不同的方式和组织，控制和激励人们。在 1960 年出版的《企业的人性面》一书中，他提出了著名的 X—Y 理论（Theory X—Theory Y），主要是对人性的根本性理解，是一对基于两种完全相反假设的理论，一个是性本恶——X 理论，一个是性本善——Y 理论。X 理论认为人们有消极的工作原动力，而 Y 理论则认为人们有积极的工作原动力。持 X 理论的管理者会趋向于设定严格的规章制度，以减低员工对工作的消极性。持 Y 理论的管理者主张用人性激发的管理，使个人目标和组织目标一致，会趋向于对员工授予更大的权力，让员工有更大的发挥机会，以激发员工对工作的积极性。后人在他的基础上，提出了 Z 理论与超 Y 理论。

1. X 理论

X 理论的人性假设包括：

（1）人生来就是懒惰的，只要可能就会逃避工作。

（2）人生来就缺乏进取心，不愿承担责任，宁愿听从指挥。

（3）人天生就以自我为中心，漠视组织需要。

（4）人习惯于守旧，本性就反对变革。

（5）只有极少数人才具有解决组织问题所需要的想象力和创造力。

（6）人们易于受骗、受人煽动。

基于 X 理论，相应的管理方式和管理要点有：①管理者以经济目的“获得利润”为出发点，来组织人、财、物等生产要素。②管理是一个指挥他人的工作、控制他人的活动、调整他人的行为以满足组织需要的过程。③管理的手段或者是奖惩和严格的管理制度、权威和严密的控制体系，或者是采用松弛的管理方法，宽容和满足人的各种要求，求得相安无事。X—理论在管理上的应用主要在于组织对于员工人性假设中偏重“恶”的一面，注重和侧重于“他律”在管理中的应用。

2. Y 理论

Y 理论的人性假设包括：

（1）要求工作是人的本性。

（2）在适当条件下，人们不但愿意，而且能够主动承担责任。

（3）个人追求满足欲望的需要与组织需要没有矛盾。

（4）人对于自己新参与的工作目标，能实行自我指挥与自我控制。

（5）大多数人都具有解决组织问题的丰富想象力和创造力。

基于 Y 理论，相应的管理方式和管理要点有：①管理要通过有效地综合运用人、财、物等生产要素来实现组织的各种目标。②把人安排到具有吸引力和富有意义的岗位上工作。③重视人的基本特征和基本需求，鼓励人们参与自身目标和组织目标的制定。④把责任最大限度地交给工作者。⑤要用信任取代监督，以启发与诱导代替命令与服从。

X—Y 理论有着重要的理论贡献。一是阐述了人性假设与管理理论的内在关系，即人性假设是管理理论的哲学基础，提出了“管理理论都是以人性假设为前提的”重要观点。二是提出不同的人性假设在实践中体现为不同的管理观念和行为，动态地分析了人性假设的变化对管理理论的影响，进而提出了管理理论的发展也是以人性假设的变化为前提的。持 X 理论的管理者会趋向于设定严格的规章制度，以减低员工对工作的消极性；持 Y 理论的管理者主张用人性激发的管理，使个人目标和组织目标一致，会趋向于对员工授予更大的权力，让员工有更大的发挥机会，以激发员工对工作的积极性。三是提出的管理活动中要充分调动人的积极性、主动性和创造性，实现个人目标与组织目标一体化等思想以及参与管理、丰富工作内容等方法，对现代管理理论的发展和管理水平的提高具有重要的借鉴意义。

X－Y 理论应结合灵活运用。以加强薪酬工资、加大福利、改善工作环境、授责授权等 Y 理论方式，应该是推动人们工作积极主动性产生的主体方式；以 X 理论实施的监控，是保障 Y 理论公正实施不可缺少的关键。人们工作的积极主动性主要还是决定于人们在工作中能、责、权、利是否能够统一，如果这四项有一项与其他项目不能达到统一的话，以 X 理论实施加强工作监控变成不得不采取的措施，但由此对员工工作动力的激发只能是靠监控的力度去体现。

3. Z 理论

日本学者威廉·大内在《Z 理论——美国怎样迎接日本的挑战》中比较了日本企业和美国企业的不同的管理特点之后，参照 X 理论和 Y 理论，提出了 Z 理论，将日本的企业文化管理加以归纳，强调管理中的文化特性主要由信任、微妙性和亲密性所组成。管理者要对员工表示信任，信任可以激励员工以真诚的态度对待组织、对待同事，为组织忠心耿耿地工作。微妙性是指组织对员工的不同个性的了解，以便根据各自的个性和特长组成最佳搭档或团队，增强劳动率。而亲密性强调个人感情的作用，提倡在员工之间应建立一种亲密和谐的伙伴关系，为了组织的目标而共同努力。

X 理论和 Y 理论基本回答了员工管理的基本原则问题，Z 理论将东方国度中的人文感情揉进了管理理论。Z 理论是对 X 理论和 Y 理论的一种补充和完善，在员工管理中根据组织的实际状况灵活掌握制度与人性、管制与自觉之间的关系，因地制宜地实施最符合组织利益和员工利益的管理方法。

4. 超 Y 理论

超 Y 理论是 1970 年由美国管理心理学家约翰 - 莫尔斯（J.J.Morse）和杰伊 - 洛希（J.W.Lorscn）根据“复杂人”的假定提出的一种新的管理理论。它主要见于 1970 年《哈佛商业评论》杂志上发表的《超 Y 理论》一文和 1974 年出版的《组织及其他成员：权变法》一书中。该理论的主要观点为，没有什么一成不变的、普遍适用的最佳的管理方式，必须根据组织内外环境自变量和管理思想及管理技术等因变量之间的函数关系，灵活地采取相应的管理措施，管理方式要适合于工作性质、成员需要、目标和个人素质等。

超 Y 理论在对 X 理论和 Y 理论进行实验分析比较后，提出一种既结合 X 理论和 Y 理论，又不同于 X 理论和 Y 理论，是一种主张权宜应变的经营管理理论，实质上是要求将工作、组织、个人、环境等因素作最佳的配合。X 理论强调管制，在机构上突出监工，在制度上强调重赏重罚，主张集权和控制。Y 理论强调协调，重视教育和培训，制度上突出参与，提倡给人创造机会。超 Y 理论主张二者结合，通达权变，因地制宜，灵活应变。

笔者认为，管理就是要通过别人来完成工作。因此，管理归根到底是人的管理，现代管理理论都以人性假设为前提，基于不同的人性假设，就产生了不同的管理理论。也就是说，人性假设是管理理论的必要前提，所以本章节专门归纳了基于人性假设的管理理论。 由于人性是复杂的，绝不可简单地用性善或性恶来解释，也不能只用X理论（经济人）或Y理论（社会人）来解释。人的动机是复杂的，不同的条件动机亦不同。不同的人对管理方式的要求不同，管理方式要由工作性质、成员素质等来决定。因此，不同的情况应采取不同的管理方式，也正是管理的魅力所在。

1.1.3　人性假设与管理绩效

管理的本质在于通过对人性的正确认识而采取适宜的组织行为，从而提高组织绩效。个体是构成组织的核心要素，人是影响管理绩效的决定性因素。人性假设成为研究管理绩效的人性论基础，不同人性假设对提高管理绩效具有不同意义。

（1）西方传统“理性经济人”假设从一种享乐主义的哲学观点出发，认为人的一切行为都是理性地为了最大限度地满足自己的私利，视经济动机为管理中唯一的激励因素。

（2）“社会人”假设认为人是复杂社会系统的成员，不仅追求经济方面的满足，而且还需要友谊、安定和归属感，这种利他性使得人类社会和人与人之间的关系朝着越来越美好的方向发展，因此建立良好的人际关系，从社会、心理方面来激励“士气”比单纯的经济刺激更为重要。

（3）基于X理论，管理者认为形成严格控制的管理方式，以金钱作为激励人们努力工作的主要手段，以权力或控制体系来保护组织和引导员工。

（4）以Y理论为指导，管理者的重要任务是创造一个使人得以发挥才能和潜力的工作环境，使员工在完成组织目标的同时也达到个人目标，主要是给予来自工作本身的内在激励，让员工担当具有挑战性的工作，满足其自我实现的需要。

（5）超Y理论，也就是人性可塑论，认为人之善恶有别，不可一概而论，因此不存在一成不变的、普遍适用的“最佳”管理理论和方法。利用经济激励的方法当然可以调动一部分人的积极性，但是对另一部分人来说，要调动他们的积极性就可能主要不是金钱，而可能是娱乐、社会地位或者是受到社会的尊敬等因素。

对于管理者来说，人的利己性和利他性都是激励被管理者的驱动力，通过得当的方法，总是可以把被管理者的行为引导到有利于实现管理的目标上来，而片面夸大两者中的一面都会严重影响管理的效果。

1.2　基于人性假设的薪酬管理

在不同的人性假设前提下，管理者会采取不同的方法与手段来激励员工的工作热情。与其他管理活动不同，激励可能不直接对组织的绩效有所贡献，但它却是组织目标能够得以实现的最可靠保障。在管理工作中，可将“激励”定义为调动人们工作积极性的过程。以此角度探讨人性和需要，所回答的问题是：人的活动目的是什么，为达到目的而采用的手段又是什么？目的的合理性和手段的合理性共同激励着员工的工作积极性。

1.2.1　“动机人”假设下的薪酬激励

在“经济人”假设中，雇员和雇主的活动目的都被设定极为单纯和明确，即经济上充分利己。与此相应，薪酬管理的手段可被设定为在工资和利润上相对计较，比如体现在“计件工资率”上。工人往往用“磨洋工”、限制产量的方法使计件工资率不降低，以便在不提高劳动强度的条件下获得最高工资，而雇主则会采取各种手段使计件工资率下降，以便在不增加工资份额的条件下获得最多利润。“经济人”假设并非毫无根据，霍桑试验的否证性结果表明“经济人”假设有着重大缺陷。

由此，梅奥提出了“社会人”假设的管理思想，认为人并不只是为经济利己而行动，维护自己在组织中的地位以得到情感上的满足同样是重要的活动目的，选择行为方式的手段也不只是经济理性和效率逻辑，为改善人际关系而进行感情投入往往被使用。因而得出经济理性并不代表活动的全部合理性，调节人际关系的情感沟通必不可少，经济关系也不是人与人之间的全部关系，与经济关系相关的其他社会关系同样影响人的行为，因此货币性薪酬无法起到绝对的激励作用。

继“经济人”“社会人”假设之后，马斯洛以需要层次理论为基点的“自我实现人”假设，沙因从“权变”角度阐述“复杂人”假设，但也只是对“经济人”和“社会人”假设理论上的一种延伸。

上述人性假设着眼于阐明人的活动目的是什么以及为达到目的而使用的手段是

什么，即主要阐明人们的工作动机，可以统称为“动机人”假设。它提示管理者应重视人在工作中的各种利己之心的动机和需要，从而可以之为依据而采取相应的激励措施来调动员工的工作积极性，形成了激励理论的基础。然而，“动机人”假设也有明显的理论缺陷。其一，它们都认为人的需要是天生的，完全忽视了社会活动诱发和触动人类需要的作用，这种看法不符合事实。抽象、纯粹的人性并不存在，抽象的发展也没有根据，需要的每一次满足和升格都只能在特定社会关系、社会交往中实现。正是由于回避了个人需要的社会联系，因而它们无法回答如何实现个人目标与实现组织目标关系这一关键问题。其二，“动机人”假设未解释如何将个人需求转化为现实的工作动力。有工作积极性是一回事，社会组织能否通过各种手段将其释放出来是另一回事，这涉及个人与社会组织方方面面的关系，涉及组织管理者如何设置调动个人积极性的“诱发系统”，失去社会和组织背景就无从理解激励过程。

1.2.2　“决策人”假设下的薪酬激励

调动工作者的劳动积极性固然为管理绩效的提高奠定了前提条件，但这并不能保证管理绩效的必然提高。在工作任务简单、经济关系单一的条件下，单靠调动劳动积极性是可能获得良好管理绩效的。但在外部环境，特别是市场环境，对组织的影响日益强化以及组织对个人行为的调控更加多样的背景下，单靠员工的工作积极性来提高管理绩效的做法就不现实了，必须充分激发工作者的工作能动性，才能获得良好的管理效果。

20 世纪 40 年代以来，社会生活有重大的变化，表现为工作环境的趋于复杂和组织行为对个人影响的日益强化。首先，市场经济在其发育过程中迅速超越行业、地域乃至国家界限，出现了跨国性以至世界性的市场。其次，市场经济运作中的不尽如人意使凯恩斯主义登台亮相，导致组织面对的生存环境不仅有经济上的竞争对手，还有各类行政性组织及相应法规。最后，随着生产技术的进步，组织内部的技术结构日益复杂，仅靠规章约束、经济奖惩和诱因激励等手段来规范人们的行为和工作方式，收效甚微。

考虑到这些经验事实，巴纳德率先在管理理论中提出“决策人”的人性假设，随后由西蒙加以完善。“决策人”假设包括如下要点：其一，每个人都是自主决策的行为主体，而决策本身并非“不可分解的基本单位”，而应视为“由前提推出结论的过程”，决策前提包括价值要素和事实要素。其二，决策前提的引入既与决策者本身的素质有关，也与决策者所处的环境有关。其三，组织并不代替个人作决策，但是组织可以通过提供相关的事实前提和价值前提以影响个人决策。

“决策人”假设把人的行为放在特定的组织背景下，并充分考虑人的工作能动性来进行分析。它不对人的活动目的及相应手段作永恒不变的先验设定，而把目的和手段看成可在一定范围内加以调节的变量。它的着眼点不是单个人的工作积极性，而是群体合理决策中的行为协调，强调了激发工作能动性的重要意义和可能途径。一方面，它提示组织要充分关注组织的生存环境，并努力寻找使适应环境的组织决策与个人决策相协调的管理模式，以激发员工的工作能动性。另一方面，它提示组织要充分关注自身所拥有的信息条件，在采集、存储、加工、使用信息方面为劳动者提供适当信息以促使其发挥工作能动性。这种人性假定较之只关注劳动积极性的“经济人”和“社会人”而言，它强调了创造条件来激发工作能动性，特别是信息条件，在现实上其作用是有目共睹的。

以激发工作能动性的“决策人”假设，强调上级组织向下级作业人员提供决策前提对于提高管理绩效的重要意义，但其过分强调组织应尽量、尽快将环境影响、决策前提的变化程序化、规范化，强调组织的稳定、有序，在事实上忽略了个人在工作中的知识创造性。在该假设中，个人的工作能动性是建立在被动接受信息基础上的，因而员工主体能动性的发挥受到了一定限制。

1.2.3 “知识人”假设下的薪酬激励

“经济人”假设“社会人”假设和“决策人”假设之间存在着明显的差别，在“人”与知识的关系上却有着基本一致的看法。它们都把人设定为知识的被动接受者和简单使用者，组织只是有知识的精心选择和定向灌输者。这里的“人”，既不主动追求知识，更不主动创造知识，特别是不主动创造可规范编码的知识，他们接受“培训”获取知识仅仅是为了高工资、高诱因或更满意的目标。组织不过是信息加工厂，而人不过是信息存取站，知识与组织及其成员都是外在的、工具性的关系。对人与知识关系的这种设定虽然在工业经济中对提高管理绩效有其合理性，与从 20 世纪末叶以来知识在经济活动和组织发展中日益突出的作用相去甚远。

首先，在组织当中，知识对组织绩效的贡献率已超过传统意义上的资本和劳动，居于首要地位。知识生产决定着管理绩效和组织生存前景，每个组织都可看成一个独特的知识体系，其管理绩效取决于这种知识体系对用户的价值。组织要利用知识，更要创造知识，组织不再只是信息加工厂，更是知识生产地。

其次，推动社会经济发展的知识，其主要表现形式已不是规范化的公用符号系统，而是整合了公有知识、专用知识和体现专有知识的人力资本，因而主动投资以获取知识和技能成为提高管理绩效的关键。这样，组织活动中的人就不只是被动接受知识，更会主动去索取知识乃至创造知识。与此相应，人所具有的知识也不只是规范编码，还有在公共信息通道中传播的知识，更有难言的意会知识。这些公有的和专有的知识决定了人工作中的实际地位和期望收益。因此，社会投资和个人投资的重点已向知识倾斜。

最后，以网络化为基础的经济，使得现代组织本身成为具有良好的数字神经系统的网络组织，知识优势成为组织最重要的优势。这种优势不只存在于对公有知识的获取中，而出现在整合公有知识、专用知识、专有知识的创造中。那种能支撑特有复杂劳动过程的专有知识和能够创造专有知识的能力成为提高绩效的根源。

社会和经济发展的知识化变革催生了以知识创新为特点的“知识人”假设。“知识人”假设的提出，从激活员工的工作创造性和主动性方面提高管理绩效的思维空间，其理论要点如下：其一，人既是认知活动的主体，也是功利活动的主体。在知识经济中，认知活动所获得的知识直接成为功利活动的资本，因而先行知识的获取以及在此基础上的知识创造将成为人的首选需要。其二，人是带着各类先行知识进行组织活动的。这些先行知识具有明显的个体差异性。其三，彼此差异的先行知识既制约着人的目标设置和手段选择，更制约着人的知识创新能力。

“知识人”与已往的人性假设有以下区别：其一，它不对人的动机和手段提出一成不变的先验预设，而把动机、目的、手段都看成了可调节的变量。即使同一个人，在不同境况下其具体目的和采用手段也不会相同。引起这种变化的重要因素就是他的人力资本存量，正是这种专有性的人力资本决定了在工作过程中所具有的创造性。其二，在人与知识的关系问题上，它不把人简单看成知识的受体和使用者，而重视人在创造知识中的作用。外在的先行知识固然是生产新知识的必要条件，但它代替不了新知识的创造。人的知识活动目的最终在新知识生产中得到体现。这样，每个人所进行的劳动并不限于重复性劳动，还应当进行创造性劳动。重复性劳动和创造性劳动的恰当结合，才是决定管理绩效最为核心的要素。

“知识人”假设的提出，将我们提高管理绩效的可能途径转向以激发人的知识创造为核心，即对员工的管理不仅基于人性，还要基于需要和满足，这既是适应经济和社会发展的需要，同时也是社会生产日益知识化所带来的必然要求。以此角度设计具体的激励措施，通过激活员工的创造热情和创造能力，将会从根本上引导管理绩效的提高。

综上所述，只有全面、系统地理解和把握人性和需要，既重视个人心理动机对于工作热情和工作积极性的重要影响，又能适时、适地提供恰当信息以满足工作能动性和主动性的发挥，更要投资人力资本，提升员工的知识创造能力，从而激活工作创造性。只有从“动机人”“决策人”和“知识人”三者结合的角度，将工作积极性、能动性和创造性紧密结合起来，才能最大限度提高管理绩效。

1.3　激励理论

前文提及管理的要义在于管人，管理理论的必要前提涉及人性的假设。我们对不同人性假设的理解是为了调动人的积极性。要提高人的工作积极性，就离不开激励。在管理工作中，可将“激励”定义为调动人们工作积极性的过程。目的的合理性和手段的合理性共同激励着员工的工作积极性。员工工作积极性的高低，直接影响着管理绩效，而要提高人的工作积极性，就离不开激励。

因此，本章节引出激励理论。激励理论是指研究如何调动人的积极性的理论。它认为，工作效率和劳动效率与职工的工作态度有直接关系，而工作态度则取决于需要的满足程度和激励因素。本章对薪酬管理相关基本理论及文献研究进行梳理，揭示薪酬管理基本理论在薪酬管理中如何发挥激励和约束功能，为医院薪酬管理提供理论指导和实践基础。

1.3.1　激励理论的种类

国外许多管理学家、心理学家和社会学家结合现代管理的实践，提出了许多激励理论。激励理论是管理心理学的范畴，早期的激励理论研究是对于“需要”的研究，回答了以什么为基础、或根据什么才能激发调动起员工工作积极性的问题，形成内容型激励理论，包括马斯洛的需求层次理论、赫茨伯格的双因素理论和麦克利兰的成就需要理论等。最具代表性的马斯洛需要层次论就提出人类的需要是有等级层次的，从最低级的需要逐级向最高级的需要发展，并且提出当某一级的需要获得满足以后，这种需要便中止了它的激励作用。后期的激励理论认为通过满足人的需要实现组织的目标有一个过程，即需要通过制订一定的目标影响人们的需要，从而激发人的行动，由此形成过程学派激励理论，包括弗鲁姆的期望理论、洛克和休斯的目标设置理论、波特和劳勒的综合激励模式、亚当斯的公平理论、斯金纳的强化理论等。总体来说，激励理论分为内容型激励理论、过程型激励理论、行为后果激励理论和综合激励理论四大类。

（1）内容型激励理论：是指针对激励的原因与起激励作用的因素的具体内容进行研究的理论。该理论着眼于满足人们需要的内容，人们需要什么就满足什么，从而激起人们的动机。内容型激励理论重点研究激发动机的诱因，主要包括马斯洛的需要层次论、赫茨伯格的双因素论和麦克利兰的成就需要激励理论、奥尔德弗的生存 - 关系 - 成长需要理论等。

（2）过程型激励理论：重点研究从动机的产生到采取行动的心理过程，主要包括弗鲁姆的期望理论、豪斯的激励力量理论、洛克的目标激励理论和亚当斯的公平理论等。

（3）行为后果激励理论：是以行为后果为对象，研究如何对行为进行后续激励。这一理论包括强化理论和归因理论。

（4）综合激励理论的代表学者是美国心理学家和管理学家波特和劳勒，他们于1968 年提出一个“综合激励模型”，是在吸收了需要理论、期望理论和公平理论的成果的基础上进行总结的激励理论。

1.3.2 内容型激励理论

内容型理论主要对激励原因和影响因素进行研究，强调激励需要满足人的需要，认为个体的动机来源于需要，并根据需要确定目标和行为。内容型理论具体包括马斯洛需求层次理论、双因素理论、生存 - 关系 - 成长需要理论等。

1．马斯洛需求层次理论

1943 年，美国心理学家亚伯拉罕·马斯洛在《人类动机理论》提出需求层次理论（Maslow's Hierarchy Of Needs），将人的基本需求分为生理需求、安全需求、社会需求、尊重需求和自我实现需求，五种层次的需求存在从低到高、逐级递增的层次关系，其含义分别为：①生理需求，指人类维持自身生存的需求，如空气、水分、食物、睡眠等需求，是最基本的需求；②安全需求，指人身财产安全、工作生活稳定、秩序性、受到保护、免除恐惧和焦虑的需求；③社会需求，指与朋友爱人建立关系和群体归属的需求；④尊重需求，指自尊和受到尊重的需求；⑤自我实现需求，指实现个人理想抱负的能力或潜能的需求，是最高层次的需求。以上五种层次的需求均存在于人的价值体系中，按基本到复杂的层次依次发展，其中生理需求、安全需求和社会需求属于低层次的需求，通过外部条件得到就可满足，尊重需求和自我实现需求属于高层次的需求，在满足低层次需求的基础上通过个体内在转化才能满足。

需求层次理论基于人本主义心理学，即人要求内在价值和内在潜能的实现是人的本性，人的行为是受意识支配的、具有目的性和创造性，其对个体行为的激励原理在于个体的需求影响行为，其中最迫切的、未满足的需求构成对个体行为的激励因素。个体在同一时期同时存在多层次的需求，各层次需求逐渐递进、相互依存，低层次需求基本得到满足后，个体会向追求更高层次需求发展，已相对满足的需求激励作用降低，更高层次的需求变成激励个体行为的主要原因和驱动力，但低层次需求不因为高层次需求的发展而消失，只是不再对个体行为起决定作用。

需求层次理论是行为科学理论的核心内容即激励理论中最具影响力的理论，它提出了个体需求从低级向高级发展的客观规律，一种需求对个体行为起主导激励作用、其他需求从属，对知识型员工*的人力资源管理具有启发意义，因此该理论在医师、教师、公务员、企事业单位职工等人群的激励机制设计方面的应用颇为广泛。医疗服务行业属于知识型员工密集的领域，在新一轮医药卫生体制改革要求凸显公立医院公益性和提升医务人员积极性的背景下，需求层次理论可作为医务人员需求

* 知识型员工的概念由彼得·德鲁克首次提出，指"掌握和运用符号和概念，利用知识或信息工作的人"，即从事生产、创造、扩展和应用知识的活动，为组织带来知识资本增值的人员，具有高个人素质、强自主性、创造性劳动、强自我价值实现愿望的特点。

分析及薪酬激励机制设计的重要理论基础。

2. 双因素理论

美国心理学家赫茨伯格（Fredrick Herzberg）于 1959 年在《工作的激励》中首次提出双因素理论（Two Factor Theory），又称激励 - 保健因素理论（Motivation-Hygiene Theory）。该理论将影响员工工作动机的关键因素分为激励因素（Motivation Factor）和保健因素（Hygiene Factor），保健因素包括基本的工作环境或条件、安全感、个人生活、职务和地位、企业政策与行政管理、同事间关系等，激励因素包括个人成长、工作兴趣、学习培训、晋升发展以及得到的认可和赏识等。保健因素和激励因素对员工情绪的影响不同，保健因素以工作客观环境因素为主，当保健因素得到满足时，员工从不满意状态过渡至没有不满意状态，但保健因素不具有激励员工满意的效果，激励因素与工作内容和自我价值实现有关，只有当激励因素得到满足时，员工才能从没有满意状态过渡到满意状态，进而提高员工积极性。

双因素理论认为，保健因素只能消除不满意，激励因素才能够提高满意感和积极性，因此激励机制应以工作内容为核心，如目标管理、增加工作挑战性、物质奖励与精神鼓励相结合等。该理论对医院薪酬激励机制设计的因素区分和利用提供理论指导，在目前医务人员的薪酬体系中，以基本工资和福利作为保健性薪酬，绩效工资、奖金、晋升与项目奖励与工作内容和完成度挂钩，作为激励性薪酬，并通过对不同岗位赋予不同系数和权重的薪酬以激励员工的工作积极性。

3. 生存 - 关系 - 成长需要理论

1969 年，美国心理学家奥尔德弗（Clayton Alderfer）在《人类需求新理论的经验测试》中基于马斯洛需求层次理论进行实证研究，提出了生存 - 关系 - 成长需要理论（Existence-Relatedness-Growth，ERG 理论），一方面将需求层次理论的五种需求修正为三种核心需要，具体包括：①生存需要（Existence），指基本的物质生存需要，对应需求层次理论中最基本的生理需求和安全需求；②相互关系的需要（Relatedness），指保持重要人际关系、社会地位的需要，对应安全、社交和尊重需求；③成长发展的需要（Growth），指个人谋求发展的内在愿望，对应尊重和自我实现需求。另一方面与需求层次理论“低层次需求比高层次需求优先满足”的需求阶梯式上升观点不同，ERG 理论认为三种需要没有严格的层次递进顺序，可以同时存在，也能够跨越层级产生，即个人的生存和相互关系需要尚未完全满足，仍然可以产生成长发展需要。

在需要对个体行为的影响方面，ERG 理论认为多种需要可同时作为激励因素起作用，且激励效果并非随着需求层次的逐级向上，而分为三种情况：①需要满足，即在同一层次需要中，某一需要得到满足的程度越低，则满足需要的愿望越强烈；②需要加强，即低层次需要满足得越充分，高层次需要越强烈，但需要层次的上升并不是必然；③需要受挫，即追求高层次需要受挫时，会降而求其次，向低层次需要的回归，这是 ERG 理论区别于需求层次理论的重点，也更为符合实际。

ERG 理论提出了一种新的人本主义需求理论，与需求层次理论注重向高层次需要引导转化的激励策略不同，由于各层次需要的同时存在性，认为激励机制要尊重个体差异，根据个体需要结构变化、多措并举，重点防止高层次需求难以满足导致需求的受挫回归。

1.3.3　过程型激励理论

过程型理论研究个体从动机到行为的心理过程，以及引发行为的决定因素，代表性理论有期望理论、公平理论、波特 - 劳勒综合激励模型等。

1．期望理论

1964 年，美国心理学家弗鲁姆（Victor H. Vroom）在《工作与激励》中提出期望理论（Expectancy Theory），又称“效价 - 手段 - 期望理论”。期望理论认为个体需要与目标之间相互影响，一方面个体渴望满足一定需要并达到一定目标，目标反过来对个体满足需求的动机形成激发力量，总结为“激励力量（Motivation）＝效价（Valence）× 期望值（Expectancy）（M＝V×E）”的关系。其中效价（目标价值,V），指达到目标能够满足个人需要的价值，反映目标对需要满足的强弱，同一个目标存在正、零、负三种效价；期望值（V），指实现目标的可能性，反映个体对实现需要的信心；激发力量（M），指目标及其实现可能性对调动个人积极性、激发潜力的强度，该公式说明某一目标的价值越高且实现概率越高，该目标激发力量越强烈，后续发展为“激励力量＝期望值 × 效价 × 工具性”，工具性指帮助个人实现的非个人因素。

如何使激发力量达到最优，期望理论进一步提出期望模式，即“个人努力→个人绩效→组织奖励→个人需求”，指出个人努力到需求实现是一个内外循环过程，首先受到目标效用和自身激励机制的影响，还受到组织奖励对个人绩效和个人需求的外在激励机制作用。期望模式为设计一个合理有效、循环向上的薪酬激励机制提供了理论指导：不仅要建立科学合理的培训指导、绩效评估机制，促进可实现性的提高，实现个人努力到个人绩效的转化，还要重视组织奖励对个人绩效、个人需求的强化作用，通过适当的物质和精神奖酬强化个体目标价值和个人绩效，向个人需求满足转化，并引导形成更高层次、更契合组织文化的新的个体需求。

2. 公平理论

美国心理学家约翰·斯塔西·亚当斯（J. S. Adams）于1967年提出公平理论（Equity Theory），研究工作积极性与薪酬分配公平性感知的关系，认为薪酬的激励程度不仅受到绝对报酬的影响，还受到与自身投入产出比的纵向比较和与同行、朋友等他人投入产出比的横向比较下相对报酬的影响，因此薪酬激励机制在于比较形成的分配公平性主观判断指导个体行为。当员工认为横向或纵向的投入产出比相等，会形成一种分配上的公平感，从而心情舒畅，工作积极性较强；当相对报酬过低，则会产生怨恨情绪，消极怠工，甚至减少贡献。

根据公平理论，薪酬管理和绩效分配机制应当注重使员工保持一种相对稳定的主观上的公平感，才能充分调动员工积极性，如按贡献、风险等因素构建科学合理的考核和分配方法，减少制度、管理缺陷引发的不公平，同时避免“大锅饭”“平均主义”，以及构建能够正确引导公平感的组织文化。但在实际应用中，该理论存在公平感知难以量化、不适用评价过程导向工作等局限，因此后续还形成程序公平、互动公平等理论。

3. 波特 - 劳勒综合激励模型

1968年，美国行为科学家波特（L.W. Porter）和劳勒（E.E. Lawler）在《管理态度和成绩》书中提出期望激励模型（Poter & Lawler’s Expectancy Model），该模型基于期望理论和期望模式，融合了公平理论和双因素理论，综合考虑环境、工作能力、工作认知程度和公平感等内、外影响因素，并增加两条激励反馈路径，系统构建了“激励→努力→绩效→奖励→满足”全过程激励循环体系。该模型认为激励力量影响员工的努力程度，工作绩效取决于努力程度及能力、对工作的认识程度，组织对员工的内在和外在奖酬以工作绩效为前提，并影响员工的满足感，其中外在报酬指工资、工作地位、工作条件等，属于低层次需要，内在报酬指工作成就感、胜任感等，属于较高层次需要。当员工认为组织奖励与个人绩效的关联性较差时，则产生不公平感，组织奖酬不能激励形成满足感，当认为符合公平原则时，将产生满足感并启动促进进一步努力的激励反馈（图 1-1）。

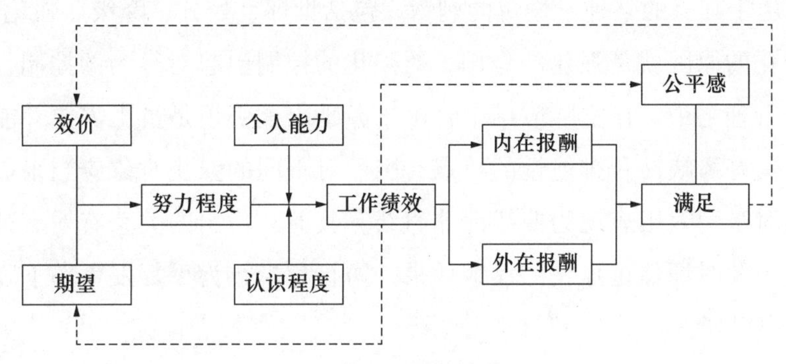

图 1-1　期望激励模型

综合理论修正了各种激励理论的局限性，对激励全过程进行更全面的解释和理论指导。基于该理论，管理激励的应用不仅要合理设置激励目标、有效使用激励因素，而且要综合管理奖励制度和内容、岗位设定、工作目标、职责分工、考核公平、个人心理期望等多种因素，结合物质奖励与精神奖励，关注员工对于公平的感知与实际需要，才能满足员工的需要并促进循环激励。

1.3.4　行为改造型激励理论

1. 强化理论

强化理论由美国心理学家和行为科学家斯金纳（Burrhus Frederic Skinner）等人通过对人和动物学习进行长期实验研究提出，借鉴了巴甫洛夫条件反射中的“强化”概念，以学习的强化原则和操作性条件反射为基础理解并修正人的行为。强化指对一种行为的肯定或否定的后果，人或动物为了达到某种目的，会采取一定的行为作用于环境，当行为后果有利时，这种行为就会重复出现，当行为后果不利时，这种行为就会减弱或消失。因此该理论认为可以利用正强化或负强化影响行为的后果，从而修正人的行为。与期望理论讨论主观判断等内部心理过程不同，强化理论（Reinforcement Theory）只研究刺激与行为的关系，并通过大量实验以及对强化机理、强化物分类与组合、强化过程分析和实验技术性设计，将实验科学方法引入心理学，为新行为主义心理学奠定基础。

强化按性质和目的分为正强化和负强化，正强化指奖励组织需要的行为，使该行为发生频率增加，包括奖金、表扬、提升等，负强化指为了使某种行为的发生频率降低，而施于其身的某种不愉快的刺激，包括批评、处分、降级。强化理论认为，行为发生变化的原因就是强化的作用，对强化的控制引起对行为的控制，因此强化应当贯穿于管理之中。在实际应用中，由于激励因素必须是员工需要并能引发其获得欲望，且具有稀缺性和排他性的特点，因而对不同的强化对象应当采取不同的强化措施，同时激励效用表现为曲线而非直线，收益和付出的关系有增有减，因此管理过程中应当及时评估正强化的反馈效果，防止积极行为重复发生率下降或消极行为重复发生率提高。

2. 归因理论

归因理论（Attribution Theory）是由奥地利社会心理学家海德（Fritz Heider）在1958年出版的《人际关系心理学》中首次提出，之后美国心理学家韦纳（B. Weiner）基于归因理论与动机理论进行有机结合，发展形成动机归因理论。海德的朴素归因理论认为人有对周围形成环境一贯性理解的需要和控制环境的需要这两种强烈动机，因而普通人需要对他人的行为进行归因，并且预测他人的行为，才能满足上述两种需要。同时，海德认为行为的原因无外乎内因和外因两种，内因如情绪、态度、人格、能力等，在解释他人的行为时倾向于性格归因，外因如外界压力、天气、情境等，在解释自己的行为时倾向于情景归因。归因一般使用共变原则和排除原则，共变原则指某个原因在不同的情境下与某个特定结果频繁产生联系，原因不存在时结果也不出现，那么可以把结果归于该原因；排除原则是指如果内外因某一方面的原因足以解释事件，就可以排除另一方面的原因。

韦纳的动机归因理论发展了朴素归因理论，形成归因与动机结合的行为模式，其核心是探索归因对个人的情感和期望改变，以及改变作为动机影响后续行为的机制，形成“归因→情感和期望改变→后续行为”。韦纳总结了成败归因倾向包括努力、能力、任务难度、机遇四个方面，并在内因、外因控制源的基础上提出了稳定性和可控性两个原因的新维度，对形成期望、预测未来成败有重要意义，主要观点包括：个性差异和成败经验影响归因，对前次成就的归因影响对下次成就行为的期望、情绪和努力程度，以及期望、情绪和努力程度对成就行为较大影响。后续阿布拉森等、凯利、琼斯和戴维斯对归因理论体系进行不断的完善，丰富了归因的维度和方法，形成一系列认识和理解人类社会行为因果关系的理论体系。

1.3.5 效率工资理论

效率工资理论（Efficiency Wage Theory）是由美国经济学家罗伯特·默顿·索洛（Robert Merton Solow）于 1979 年率先提出，研究工资率水平和生产效率之间关系的激励理论。效率工资（Efficiency-wage）指向其员工支付的高于市场平均水平的工资。效率工资理论的核心在于员工生产力与获得的报酬之间存在正向关系，即高水平工资能够有效调动雇员工积极性，从而提高机构或组织的生产率或业绩，且效率工资可以达到劳动成本的帕累托最优。后续研究者在索洛模型的基础上细化和完善，形成效率工资激励理论体系，包括索洛模型（Solow model）的完善模型，萨莫斯模型（Summers model）和罗默模型（Romer model），以及讨论效率工资作用机理的模型，如怠工模型（Shirking Model）、工作转换模型（Turnover mode）、逆向选择模型（Adverse selection model）、礼物模型（Gift-exchange mode）等。

1．索洛模型

索洛模型设定员工努力函数，假设员工生产力与获得的报酬是正向关系，解释厂商在非自愿性失业的环境下增雇但不降薪是经济理性的行为。但工资水平对员工努力程度的激励表现为先增后减的曲线，厂商利润最大化时达到使员工满意的均衡工资，均衡工资的水平相对于劳动效率弹性是一种单位弹性，说明厂商通过调控员工工资水平在一定程度上能够提高劳动效率和利润，但超过均衡工资后的工资水平对员工积极性的激励效果下降，甚至可能导致工作效率和劳动生产率的降低。基于索洛模型，萨默斯模型进一步解释员工努力程度决策，罗默模型又在萨默斯模型基础上加入代表性组织工资水平、其他组织工资水平和失业率等影响因素，形成了效率工资分析范式。

2. 怠工模型

夏皮罗（Shapiro）和斯蒂格利茨（Stiglitz）通过引入信息不对称条件建立怠工模型（Shiriking model），探讨分析员工的努力程度决策。怠工模型认为组织处于信息劣势，无法全过程监测员工的努力程度，导致其存在偷懒的可能性，而偷懒可能导致解雇等不利后果。对此，员工会考虑偷懒的预期后果来决策其努力程度，决策影响因素包括失业救助、监控成本、工作难度和市场环境等，如果不偷懒的收益高于偷懒的收益，便会选择努力工作来获取更高的劳动收益。因此，效率工资应当高于员工偷懒的机会成本，诱导其做出努力工作的决策，但由于员工为完成工作所需付出的努力程度存在差异，支付的效率工资也存在差异，由此信息不对称会造成市场价格发现机能无法完全发挥。怠工模型也存在未解释和衡量监督成本、失业水平难以测量等局限性。

3. 逆向选择模型

维斯（Weiss）提出的逆向选择模型（Adverse selection model），同样认为市场信息不对称导致价格发现机能不能有效运行，与偷懒模型不同，研究聚焦于员工素质的信息不对称对生产效率和工资的相关性的分析。该模型的核心理论为，员工能力决定其工作表现，由于组织对员工能力存在信息不对称，组织会支付较高工资吸引相对优质的员工。一方面是对其劳动进行补偿，另一方面通过提高员工期望工资来维持个人能力和素质的发挥，因而工资水平不会因存在非自愿性失业而持续下跌。但现实中追求高期望工资的员工不一定是高素质人群，模型并没有给出识别员工素质的方法。

4. 劳动力转化模型

萨洛普与斯蒂格利茨共同提出劳动力转化模型（Turnover mode），强调劳动力转换给企业带来的损失。劳动力转换将造成组织不必要成本的增加，如离职补偿、招聘成本及培训成本等，因此为了避免不必要的离职成本，组织将支付高于员工机会成本的工资水平，从而降低员工离职率，将劳动力转化的次数控制在一定水平内。

5. 社会学/礼物交换模型

阿克洛夫（Akerlof ）和耶伦（Yellen）提出社会学模型（Gift-exchange Mode），

又称“公平理论模型”和“桃李相报模型”，从社会学角度将额外工作量及所得报酬与公平交易建立联系。该理论基于公平劳动的思想，认为员工希望获得公平待遇，而公平性是由相互比较产生，因此超额超量完成工作的员工应当获得更多的工资以维持这种公平感。同时，组织与员工之间存在着不同于契约关系的“礼物交换”关系，即一种约定俗成的“投桃报李”的认可模式，员工努力工作将超额完成的工作量作为一种礼物馈赠给组织，并希望组织相应地反馈保障和福利，因此为了维持这种关系，工资水平不会因为劳动市场有超额供给而持续下降。在实际应用中，机构先设定一个相对较低的起始工资，对额外工资量给予奖励，员工将会以超额工作量作为回馈来增加组织绩效。

（丁朝霞）

第 2 章 薪酬与医院薪酬管理

2.1 薪酬及薪酬管理的相关定义

2.1.1 薪酬

薪酬是指员工向其所在单位提供所需要的劳动而获得的各种形式补偿，是单位支付给员工的劳动报酬。薪酬可分为货币性薪酬和非货币性薪酬两大类。

1. 货币性薪酬

包括直接货币薪酬、间接货币薪酬和其他的货币薪酬。其中直接薪酬包括工资、福利、奖金、奖品、津贴补贴等，间接薪酬包括养老保险、医疗保险、失业保险、工伤保险、生育保险及其他保险、住房公积金等，其他货币性薪酬包括带薪假期、休假日、病事假等。

2. 非货币性薪酬

包括工作、社会和其他方面，工作方面包括工作成就、学习机会、工作有挑战感、责任感等优越感觉，社会方面包括社会地位、个人成长、实现个人价值等，其他方面包括友谊关怀、舒适的工作环境、弹性工作时间等。

2.1.2 薪酬管理

薪酬管理是在组织发展战略指导下，对员工薪酬支付原则、薪酬策略、薪酬水平、薪酬结构、薪酬构成进行确定、分配和调整的动态管理过程。薪酬管理是人力资源管理的核心内容，其本质是一种激励管理。薪酬管理与组织发展和人力资源战略存在紧密联系，组织发展战略决定了人力资源管理战略，人力资源管理战略决定了薪酬管理目标，薪酬管理是为实现薪酬管理目标而服务的。薪酬管理包括薪酬体系设计和薪酬日常管理两个方面。

1．薪酬体系设计

薪酬体系设计主要包括薪酬水平设计、薪酬结构设计和薪酬构成设计。薪酬设计是薪酬管理最基础的工作，也是一项系统工程，如果薪酬水平、薪酬结构、薪酬构成等方面存在问题，组织薪酬管理难以达到预定目标。

2．薪酬日常管理

薪酬日常管理是由薪酬预算、薪酬支付、薪酬调整工作组成的循环，这个循环可以称为薪酬成本管理循环，通过薪酬日常管理循环，不断实现薪酬管理的目标。

薪酬体系建立起来后，应密切关注薪酬日常管理中存在的问题，根据实际情况及时调整薪酬策略、薪酬水平、薪酬结构以及薪酬构成，以实现效率、公平、合法的薪酬目标，从而保证组织发展战略的实现。

2.1.3　薪酬管理目标

薪酬管理目标包括合法合规、效率、公平三个方面，效率和公平目标促使薪酬激励作用的实现，合法合规性则是薪酬基本要求，因为合法合规是组织存在和发展的基础。

1．合法合规目标

合法合规目标是组织薪酬管理的最基本前提，要求组织实施的薪酬制度符合国家及地方有关劳动用工及人事的有关法律法规、政策条例要求，如不能违反最低工资制度、法定保险福利、薪酬指导线制度等方面的规定。

2．效率目标

效率目标包括投入和产出两个方面，一方面站在产出角度来看，薪酬能给组织绩效带来最大价值；另一方面是站在投入角度来看，实现薪酬成本控制。薪酬效率目标的本质是用适当的薪酬成本给组织带来最大的价值，使得产出大于投入。

3．公平目标

公平目标包括分配公平、过程公平、机会公平三个层次。

（1）分配公平：是指组织在进行人事决策、决定各种奖励措施时，应符合公平的要求。如果员工认为受到不公平对待，将会产生不满。员工对于分配公平认知，来自于其对于工作的投入与所得进行主观比较而定，在这个过程中还会与过去的工作经验、同事、同行、朋友等进行对比。分配公平分为自我公平、内部公平、外部公平三个方面：自我公平，即员工获得的薪酬应与其付出成正比；内部公平，即同一组织中，不同职务的员工获得的薪酬应正比于其各自对组织做出的贡献；外部公平，即同一行业、同一地区或同等规模的不同组织中类似职务的薪酬应基本相同。

（2）过程公平：是指在决定任何奖惩决策时，组织所依据的决策标准或方法符合公正性原则，程序公平一致、标准明确，过程公开等。

（3）机会公平：指组织赋予所有员工同样的发展机会，包括组织在决策前与员工互相沟通，组织决策考虑员工的意见，主管考虑员工的立场，建立员工申诉机制等。

2.2 薪酬激励机制

薪酬与组织员工的利益密切相关。薪酬管理一个重要的方面是如何通过强化内在薪酬提升员工的满意度。良好的薪酬制度可以帮助组织更有效地吸引、保留和激励员工，从而起到增强组织竞争优势的作用。员工的努力促进工作绩效提升，工作绩效提升得到组织奖励，组织奖励使员工满意，员工感到满意后继续努力工作，从而就完成了一个薪酬激励闭环管理循环。这个闭环系统需要各个环节的支撑，任何一个环节出现问题，激励机制的作用就会被中断，激励将不会发挥应有的作用。

1．目标效价有吸引力和期望值高是员工努力工作的前提

在组织环境没有引起员工不满意情况下，根据期望理论，员工对一个事件投入程度跟目标效价和期望值有关。如果目标达成获得的激励对员工没有吸引力，那么员工工作积极性就会受影响；如果目标达成对员工来说不切合实际，员工没有信心

达成目标，那么这样的激励对员工就犹如“水中月、镜中花”，员工不会为认为不可能的事情竭尽全力。

因此，在对员工进行工作目标设定的时候，一定要切合实际，使目标有挑战性，同时有实现的可能。另外，要有条件或要有信息让员工认识到，只要努力是一定可以达成目标的，组织也会尽全力支持员工达成目标。在对员工制定激励措施的时候，一定要考虑激励措施对员工有吸引力，如果没有吸引力，就不会达到激励的效果。

2. 能力匹配和目标明确是员工努力带来业绩提升的前提

如果员工能力和工作任务要求不匹配，员工努力将得不到预期结果。如果员工目标不明确，工作产出不是组织期望的结果，员工的努力可能白费。因此能力匹配和目标明确是员工努力带来工作绩效的前提。

能力匹配问题，也就是通常说的人岗匹配，其本质是根据员工能力进行人力资源配置，做到人尽其才，同时对人才进行培养以满足工作需要；目标明确本质是给员工指明方面，减少员工工作盲目性。管理者一方面应当使组织目标的重要性为员工所认识、自觉认同，并将员工的个人目标和组织目标紧密联系起来；另一方面应当积极地为员工完成组织目标创造条件，为员工进行业务辅导和资源支持。

3. 组织信用和绩效评价是工作绩效带来组织奖励的前提

如果组织没有信用，承诺的事项不能兑现，或者不能公正地评价员工的绩效，将可能使得组织奖励不能兑现，因此组织信守承诺和绩效评价准确有效是工作绩效提升，从而带来组织奖励的前提。

如果没有公平公正的绩效评价体系，员工的业绩不能得到肯定，也将不会得到组织的奖励。绩效评价体系一定要能识别组织期望的行为并能给予公平公正的评价，否则也会降低员工的期望值进而影响员工的积极性。

4. 激励有效和感觉公平是组织奖励带来员工满意的前提

激励没有效果不会带来员工满意，员工如果感到不公平将会引起员工不满意。因此，激励有效和感觉公平是组织奖励带来员工满意的前提。激励有效性表现在两个方面，一是激励内容要适当，二是激励及时，程度适中。根据内容型激励理论，无论是需求层次理论还是双因素理论，要求管理者要对员工采取针对性的激励措施，否则不会有预期的效果。

2.3 薪酬制度体系

2.3.1 薪酬构成元素

薪酬设计一般建立在价值评价的基础上，通过科学合理地评价员工为组织创造的价值来进行价值分配。在薪酬管理实践中，根据薪酬支付依据的不同，有岗位工资、职务工资、技能工资、绩效工资、工龄工资、薪级工资等薪酬构成元素，其中最重要的是薪级工资和绩效工资。

薪级工资根据员工工龄、任本岗位年限以及岗位等级确定，其实质是对岗位工资进行修正，对经验丰富者给予更多报酬，取消工龄工资，直接反映在薪级工资中。绩效工资一般是上级主管部门核定绩效工资总量，由各单位自主制定绩效工资分配方案，可以采取灵活多样的分配形式和方法。薪酬结构主要包括以下元素。

1. 基本工资

指员工劳动收入的主体部分，也是确定其劳动报酬和福利待遇的基础，具有常规性、固定性、基准性、综合性等特点。基本工资又分为基础工资、工龄工资、职位工资、技能工资等。我国《中华人民共和国劳动法》规定，基本工资在每个地区有最低标准。

2. 加班费

指员工超出正常工作时间之外所付出劳动的报酬。《中华人民共和国劳动法》明文规定，用人单位安排劳动者加班或者延长工作时间，应当按照一定标准支付劳动者加班或者延长工作时间的工资报酬。

3. 奖金

指组织对员工超额劳动部分或劳动绩效突出部分所支付的奖励性薪酬，是组织为了鼓励员工提高工作效率和工作质量支付的货币奖励。与基本工资相比，奖金具有非常规性、浮动性和非普遍性等特点。常见的奖金有全勤奖、超产奖、节约奖、年终奖、效益奖等。

4．津贴补贴

指组织为了补偿员工特殊或额外的劳动消耗和从事特种作业而付给员工的报酬，以及为了保证员工工资水平不受物价影响而支付给员工的物价补贴。常见的津贴补贴有夜班津贴、车船补贴、降温费、特种作业补贴、出差补助、住房补贴、伙食补贴等。

5．福利

指一种以非现金形式支付给员工的报酬。员工福利从构成上来说可分成法定福利和组织福利两类，法定福利是国家或地方政府为保障员工利益而强制各类组织执行的报酬部分，如社会保险。组织福利则是建立在组织自愿基础之上的。员工福利内容包括补充养老、医疗、住房、寿险、意外险、财产险、带薪休假、免费午餐、班车、员工文娱活动、休闲旅游等。

6．办公环境

指为员工创造良好的工作氛围，这是组织重视人的情绪、人的需求、人员激励的体现。

7．学习成长机会

指组织结合自身的组织目标，有计划有目的地对员工进行专业知识、业务技能或管理技能的培训，创造环境让员工学习提高专业知识技能或管理技能。

2.3.2　薪酬结构模式

薪酬结构模式体现着组织的价值导向，因此选择并确定薪酬结构模式非常关键。一般来说医院组织通常选择一个或两个薪酬结构模式为主要形式，其他为辅助形式。常见的主要的薪酬结构模式为。

（1）岗位薪酬制或职务薪酬制，依据岗位或职务进行支付的薪酬体系。

（2）技能薪酬制或能力薪酬制，依据技能或能力进行支付的薪酬体系称为技能薪酬制或能力薪酬制。

（3）依据以绩效进行支付的薪酬体系，如计件工资制、提成工资制、承包制等。

下面介绍主要的薪酬模式。

1. 岗位薪酬制

岗位薪酬制是依据任职者在组织中的岗位确定薪酬等级和薪酬标准的一种薪酬制度。其基于两个假设：第一，岗位任职要求刚好与任职者能力素质相匹配。如果员工能力超过岗位要求，意味着人才的浪费，如果员工能力不能完全满足岗位要求，则意味着员工不能胜任岗位工作，无法及时、保质保量地完成岗位工作。第二，岗位薪酬制的理念是不同的岗位将创造不同的价值，因此不同的岗位将给予不同的薪酬报酬。组织应该将合适的人放在合适的岗位上，使人的能力素质与岗位要求相匹配，对于超过岗位任职要求的能力不给予额外报酬。岗位薪酬制鼓励员工通过岗位晋升来获得更多的报酬。

2. 职务薪酬制

职务薪酬制是简化了的岗位薪酬制。职务和岗位的区别在于，岗位不仅表达出层级还表达出工作性质，比如人力资源主管、财务部部长等就是岗位，而职务仅仅表达出来层级，比如主管、经理，以及科长、处长等。职务薪酬制在国有企业、事业单位以及政府机构得到广泛的应用。职务薪酬制只区分等级，事实上和岗位薪酬具有本质的不同，岗位薪酬体现不同岗位的差别，岗位价值综合反映了岗位层级、岗位工作性质等多方面因素，是市场导向的薪酬制度，而职务薪酬仅仅体现层级，是典型的等级制薪酬制度。

相对于岗位薪酬制，职务薪酬制的特点在于：根据职务级别定酬，某些人可能没有从事什么岗位工作，但只要到了那个级别就可以享受相应的薪酬待遇，这是对内部公平的最大挑战。

3. 技能薪酬制

技能薪酬制是根据员工所具备的技能而向员工支付薪酬，技能等级不同，薪酬支付标准不同。技能薪酬制和能力薪酬制与岗位薪酬制、职务薪酬制不同，技能薪酬制和能力薪酬制是基于员工的能力，它不是根据岗位价值的大小来确定员工的报酬，而是根据员工具备的与工作有关的技能和能力的高低来确定其报酬水平。

技能通常包括深度技能、广度技能和垂直技能三类。深度技能指从事岗位工作有关的知识和技能，深度技能表现在能力的纵向结构上，强调员工在某项能力上不断提高，鼓励员工成为专家。广度技能指从事相关岗位工作有关的知识和技能，广度技能表现在能力的横向结构上，提倡员工掌握更多的技能，鼓励员工成为通才。垂直技能指的是员工进行自我管理，掌握与工作有关的计划、领导、团队合作等技能，垂直技能鼓励员工成为更高层次的管理者。

4．能力薪酬制

能力薪酬制是根据员工所具备的能力向员工支付薪酬，员工能力不同，薪酬支付标准不同。在人力资源开发与管理中，能力多指一种胜任力和胜任特征，是员工具备的能够达成某种特定绩效或者是表现出某种有利于绩效达成的行为能力。

根据能力冰山模型，个人绩效行为能力由知识、技能、自我认知、品质和动机五大要素构成。知识是指个人在某一特定领域拥有的事实型与经验型信息。技能指结构化地运用知识完成某项具体工作的能力，即对某一特定领域所需技术与知识的掌握情况。自我认知是个人关于自己的身份、人格以及个人价值的自我感知。品质指个性、身体特征对环境和各种信息所表现出来的持续而稳定的行为特征。动机指在一个特定领域自然而持续的想法和偏好，如成就、亲和力、影响力，它们将驱动，引导和决定一个人的外在行动。其中，知识和技能“水面以上部分”，是外在表现，是容易了解与测量的部分，相对而言也比较容易通过培训来改变和发展；而自我认知、品质和动机是“水面以下部分”，是内在的、难以测量的部分，它们不太容易通过外界的影响而得到改变，但却对人员的行为与表现起着关键性的作用。

技能薪酬制和能力薪酬制的理念是：“你有多大能力，就有多大的舞台”。技能薪酬制和能力薪酬制真正体现“以人为本”理念，给予员工足够的发展空间和舞台，如果员工技能或能力大大超过岗位工作要求，将给员工提供更高岗位工作机会，如果没有更高层次岗位空缺，也将给予超出岗位要求的技能和能力的额外报酬。

5．绩效薪酬制

绩效薪酬制是以个人业绩为付酬依据的薪酬制度，绩效薪酬制的核心在于建立公平合理的绩效评估体系。绩效薪酬制可以应用在任何领域，适用范围很广，在销售、生产等领域更是得到认可，计件薪酬制、提成薪酬制也都是绩效薪酬制。

绩效薪酬制的优点是：

（1）有利于个人和组织绩效提升：绩效薪酬制的采用需要对绩效进行评价，给员工一定的压力和动力，同时需要上级主管对下属不断进行绩效辅导和资源支持，因此会促进个人绩效和组织绩效的提升。

（2）实现薪酬内部公平和效率目标：根据绩效付酬，有助于打破大锅饭、平均主义思想，鼓励多劳多得，可以实现薪酬的内部公平以及提高效率这两个目标。

（3）人工成本低：虽然对业绩优异者给予较高报酬将引起人工成本的增加，但优秀员工报酬增加是给组织带来价值为前提的，员工获得高报酬的同时组织获得了更多的利益。另外，组织给予业绩低下的员工较低薪酬或直接淘汰，这会大大降低薪酬成本。

绩效薪酬制的缺点是：

（1）诱导短视行为：由于绩效薪酬与员工本期绩效相关，易造成员工只关注当期绩效而产生短视行为，可能为了短期利益的提高而忽略组织长远的利益。

（2）员工忠诚度不足：如果绩效薪酬所占比例过大，固定薪酬太少或者没有，会导致保健因素的缺乏，容易使员工产生不满意；另外这种薪酬制度不可避免地需要淘汰员工，员工流动率比较高，这两方面都会影响员工的忠诚度，影响组织的凝聚力。

6. 组合薪酬制

组合薪酬制在组织薪酬管理实践中，除了以岗位薪酬、技能薪酬、绩效薪酬中的一个为主要元素外，很多情况下是以两个元素为主，以充分发挥各种薪酬制度的优点。常见的组合薪酬制度有岗位技能薪酬制和岗位绩效薪酬制。

（1）岗位技能薪酬制：岗位技能薪酬制是以按劳分配为原则，以劳动技能、劳动责任、劳动强度和劳动条件等基本劳动要素为基础，以岗位薪酬和技能薪酬为主要内容的组织基本薪酬制度。技能薪酬与劳动技能要素相对应，确定依据是岗位、职务对劳动技能的要求和雇员个人所具备的劳动技能水平。技术工人、管理人员和专业技术人员的技能薪酬可分为初、中、高三大薪酬类别，每类又可分为不同的档次和等级。岗位薪酬与劳动责任、劳动强度、劳动条件三要素相对应，它的确定是依据三项劳动要素评价的总分数，划分几类岗位薪酬的标准，并设置相应档次，一般采取一岗多薪的方式，视劳动要素的不同，同一岗位的薪酬有所差别。我国大多数企业在进行岗位技能薪酬制度改革中，除设置技能和岗位两个主要单元外，一般还加入工龄工资、效益工资薪酬、各种津贴等。

（2）岗位绩效制：为了激励员工，将员工业绩与收入联系起来。除了在企业得到广泛应用，很多事业单位也采取岗位绩效制度。事业单位的岗位绩效由岗位工资、薪级工资、绩效工资和津贴补贴四部分构成。事业单位员工可分为专业技术人员、管理人员、技术工人、普通工人四个序列。专业技术人员岗位工资根据本人现聘用的专业技术岗位（即获得了职称并且被聘用）来执行相应的岗位工资标准；管理人员按本人现聘用的岗位（任命的职务）来执行相应的岗位工资标准；技术工人按本人现聘用的岗位（技术等级或职务）来执行相应的岗位工资标准；普通工人执行普通工岗位工资标准。

2.3.3　薪酬管理作用

薪酬不但关系到组织的成本控制，还与组织的产出或效益密切相关。薪酬与组织的经济效益密不可分，良好的薪酬管理对组织具有增值功能。虽然薪酬本身不能直接带来效益，但可以通过有效的薪酬战略及实践，将薪酬交换劳动者的劳动，劳动力和生产资料结合，创造出组织财富和经济效益。

薪酬是组织人力资源管理的工具。管理者可以通过有效的薪酬战略及实践，反映和评估员工的工作绩效，将员工表现出来的不同工作绩效，给予不同的薪酬，从而促进员工工作数量和质量的提高，保护和激励员工的工作积极性，以提高组织的生产效率。

薪酬的激励作用越来越重要，成为现代组织治理中的研究重心，薪酬激励机制的合理与否关系到员工的积极性，关系到业绩，甚至是关系到组织的未来发展。薪酬激励的方式大体分为两种形式，即年薪、奖金、津贴等的短期激励模式和包括股权激励、限制性股票、股票增值权、管理层持股、激励基金等中长期激励模式。

组织可以发挥薪酬战略的导向功能，通过薪酬水平的变动，结合其他的管理手段，合理配置和协调组织内部的人力资源和其他资源，并将组织目标传递给员工，促使员工个人行为与组织行为相融合。

薪酬可用于获得实物、保障、社会关系以及尊重的需求，对这些需求的满足，在某种程度上也能满足自我实现的需求。因此，通过有效的薪酬战略及实践，体现薪酬不再仅仅是一定数目的金钱，它还反映员工在组织中的能力、品行和发展前景等，从而充分发挥员工的潜能和能力，实现其自身价值。

2.4 薪酬设计

2.4.1 薪酬设计要素

薪酬管理体系是对组织薪酬水平、薪酬结构、薪酬制度、薪酬形式、工资待遇的管理体系，旨在审视它们是否达到了组织与个人的目标。薪酬管理体系中包含很多内容，是最困难和最具挑战性的人力资源管理领域之一。薪酬管理体系的首要任务是报酬公平。组织吸引、激励和留住有能力的员工，在很大程度上是通过组织的薪酬机制实现的，薪酬必须对相关方面尽量公正实施，而且应该让人感觉上是公平的。根据员工关系的特点，内部薪酬公平可能更重要，而工作评价是内部公平首要的方法。如何处理好既吸引人才又降低成本这对矛盾，是薪酬管理体系的焦点和难点。因此，薪酬制度设计应考虑的因素包括：

（1）个人岗位因素：即考虑不同岗位，不同绩效表现和岗位人员配备。

（2）组织因素：即考虑组织发展阶段，组织规模，组织盈利水平。

（3）外部环境因素：即考虑劳动力市场，地区，行业等因素。

2.4.2 薪酬设计思路

薪酬设计思路可按以下步骤进行：

（1）明确组织薪酬战略定位，将人员队伍的薪酬收入控制在市场中上水平，保证组织现有人员队伍的稳定，充分调动员工的工作热情，并且形成一定的外部吸引力。

（2）调整薪酬挂钩原则，建立基于岗位价值、人力资源价值、工作业绩的价值分配体系，使员工收入水平向岗位价值、人员素质、工作贡献方向倾斜。

（3）建立职位等级制度，开辟员工横向发展跑道，在职位晋升机会不足的情况下，满足员工个体发展的需求。

（4）调整薪酬体系中固定收入与浮动收入的比例，在设计上保证员工收入水平合理涨幅，增加员工浮动收入的比例，增强薪酬的激励效应，促进组织薪酬制度与市场接轨。

（5）引入多元化的激励模式，充分利用薪酬杠杆调节，充分调动员工潜能与工作热情。

（6）完善福利制度，调整福利制度的灵活性，建立在适度集中的基础上自主式福利体系，满足员工多元化的需要，将福利制度引导到增强员工归属感和忠诚度、促进其个人成长的道路上来。

（7）依据组织变革、中期经营效益以及市场薪资行情的变化等因素，适时对薪酬体系进行调整，保持薪酬体系的动态调整，促使薪酬制度逐步实现市场化。

2.4.3　薪酬设计程序

第一步：梳理工作岗位。从组织整体发展需要出发，基于工作流程的顺畅和工作效率的提高，梳理工作岗位。分析不同岗位之间划分的合理性，包括工作职责是否清晰，各个岗位间的工作联系是否清晰、合理。工作分析的结果是形成岗位清单和各个岗位的工作说明书。

第二步：进行岗位价值评估。选择某种岗位价值评估工具，并组织内部专家和外部专家逐个对岗位进行评价，组织自身认为力量不够时可以聘请外部专家进行培训和指导。岗位价值评价方法和工具很多，分为量化和非量化两类。对于评价岗位较多时，建议优先考虑计分法。计分法的优点是结果量化直观，便于不同岗位间的价值比较。

第三步：岗位分类与分级列等。先对岗位进行横向的职系分类，再根据评价结果按照一定的分数段进行纵向的岗位分级，最后考虑不同岗位级别的重叠幅度。分级时应当考虑两个平衡，即不同职系间岗位的平衡和同类职系岗位的平衡。不同职系和级别的岗位薪酬水平不同。

第四步：设定薪酬水平。根据上一步的岗位分等列级的结果，对不同级别的岗位设定薪酬水平。薪酬水平的设定要考虑组织薪酬策略和外部薪酬水平，以保证组织薪酬的外部竞争性和公平性，以保障组织薪酬的吸引力和控制重点岗位员工的流失。

第五步：确定薪酬结构。以设定的岗位薪酬水平为该岗位的薪酬总额，根据不同职系岗位性质确定薪酬结构构成，包括确定固定部分与绩效浮动部分比例以及工龄工资各种补贴等其他工资构成部分。一般来讲，级别越高的浮动部分比例越大，岗位对工作结果影响越大的，岗位浮动比例越大。

第六步：进行薪酬测算。基于各个岗位确定的薪酬水平和各岗位上员工的人数，对薪酬总额进行测算；针对岗位某些员工的薪酬总额和增减水平进行测算，做到既照顾公平又不能出现较大幅度的偏差。

第七步：对薪酬定级与调整等做出规定。从制度上规定员工工资开始入级和今后岗位调整规则。薪酬调整包括组织总体自然调整、岗位变动调整和绩效调整。在岗位绩效薪酬中应该对个人薪酬调整和绩效考评的关系做出规定。此外，还有对薪酬发放的时间、发放形式做出适合组织情况的规定，如采取密薪制等。

2.4.4　层级薪酬设计

层级薪酬设计可分成不同的等级。比如五级工资薪酬法，岗位月薪存在一个区间，在这个区间内每岗位又分为五等工资，一级对应的是“欠资格上岗”，二级对应的是“期望”，三级对应“合格”，四级对应“胜任”，五级对应“超胜任”。五级的每级级差相距5%～25%，一般可取12%。

层级薪酬中的月薪按组织整体薪酬水平定位，一般对应三级（合格）到五级（超胜任）。薪酬水平定位有一定竞争力的，对应四级（胜任）；薪酬水平定位偏低的，对应三级（合格）。

（肖昱华　丁朝霞）

第3章 医院薪酬管理的功能与价值

薪酬是医务人员付出有偿劳动后从医院获得的回报和奖励，薪酬管理是医院人力资源开发和管理中至关重要的内容。对于医院来讲，为了提升技术水平和服务质量，必然要采用有竞争力的薪酬制度来吸引和留住优秀的人才，只有这样，医院才能保持持续的核心竞争力。而对于个人来讲，薪酬与医务人员个人的切身利益密切相关。

3.1 医院薪酬管理的功能

薪酬管理是医院人力资源管理的核心内容，科学合理的薪酬分配制度既能够有效调动医务人员的工作积极性，也可以推动医院本身的发展。对于医务人员而言，一方面薪酬具有保障功能，直接影响医务人员的收入水平和生活质量，另一方面薪酬具有激励功能，影响医务人员工作积极性、职业操守、工作稳定性及职业选择等。对于医院管理而言，薪酬管理还具有调节功能，表现为对于人力资源的流动起引导作用，如引导医务人员学习新的技能，引导人才过剩的岗位向稀缺岗位流动等。因此，合理的薪酬管理制度对于保证卫生服务的质量和医院的可持续发展性至关重要。

3.1.1 激励与约束

薪酬最基本的作用是满足劳动者劳动后获得报酬的动机。对于医务人员，薪酬既是他们在社会上赖以生存的基本条件，也是自身价值的一种体现。根据美国心理学家约翰·亚当斯的公平理论，员工的积极性取决于所感受到的分配上的公平感。因此，简单提高薪酬并不能持久有效地激励医务人员，只有科学合理的薪酬管理制度才能有效地激励医务人员发挥自身能力。

另外，合理的薪酬管理制度可以成为人才流动和人才评价的一个指向性信息传递方式，不同的薪酬水准代表了其所具有的地位、层次和能力。因此，薪酬在一定程度上可以约束医务人员的个人行为，改变其价值观念和行为标准。

3.1.2 组织认同感与人员的稳定性

医院薪酬管理的另一项功能是，使得医务工作者可以通过在制度设定的范围内，找到合适的自身发展的职业道路。薪酬管理是医院协调人力资源的重要工具，发挥着人力资源引导和平衡的作用。合理的薪资管理制度不仅可以增强医务工作者的职业认同感和组织归属感，营造出良好的竞争氛围，使医务工作者能够准确地找到自己当前的工作定位，并设定实现自我价值的努力方向。

对于医院而言，合理的薪酬管理制度既有利于吸引高水平专业人才和保留优秀的医务工作者，还可以提高工作积极性，增强医院的凝聚力和向心力，提高人员组成的稳定性。例如，医院可以通过合理拉开收入分配档次，为重要岗位设置高水平薪酬来准确地传递管理意图，使医务工作者明确地知晓何种工作状态、行为和绩效是医院所鼓励倡导的，从而引导医务工作者朝着医院期望的方向前进。

3.1.3 实现医院发展战略的驱动力

随着市场化经济发展逐步深入，在经济全球化的背景下，市场竞争日益激烈，医院制定长期和短期的发展战略已经是医院管理不可或缺部分。在此背景下，无论是专业人才的引进，还是医院业务的调整、扩张，都需要薪酬管理制度与之相对应匹配。一方面，薪酬管理制度的发展是医院改革创新的一个重要方向，发展更好的薪酬管理体系可以为医务工作者提供全新的工作动力，同时也创造了良好的变革氛围，减小了医院发展的阻力。另一方面，薪酬管理体系的发展可以使得医务人员的个人利益与医院的利益有机结合，迸发出巨大的能量，促进医院更好更快地发展。

3.2 医院薪酬管理的价值

医院的薪酬制度对于医务人员诊疗行为起着直接且有效的杠杆作用。宏观上，医院薪酬一方面体现了医务人员的技术及劳动付出，另一方面其与成本管控、医疗质量结合起来，可以通过影响医务人员行为进而影响医院的运行效率、成本控制及服务质量，进而影响国家卫生服务目标的实现。微观上讲，薪酬本身是一项激励医务人员工作的措施，其水平和结构都会影响医务人员的积极性。

3.2.1　顺应新医改下医院薪酬绩效改革的政策要求

随着社会不断的发展与进步，为了适应医疗卫生服务市场的变化，改善医疗质量，提升医疗服务水平，我国医院薪酬管理也在不断地进行改革和发展。自我国确立社会主义公有制以来，我国公立医院的薪酬制度经历了五个发展阶段，如表 3-1 所示。

表 3-1　我国公立医院的薪酬制度发展阶段和主要特点

年代	薪酬制度	主要特点
1949～1956	供给制劳动津贴	工资制与供给制并存，供给标准较低，大体平均
1956～1985	职务等级制度	建立职务等级工资制，按劳分配
1985～1993	以职务工资为主的结构工资制	工资制度从以级别为中心转变为以职位工资为主的结构工资制，工资从结构单一转向多个项目组合
1993～2006	专业技术职务等级工资制	在科学分类的基础上建立了专业技术职务等级制度，建立正常的增资机制，建立地区津贴制度
2006～2017	岗位绩效工资制	建立岗位绩效工资制，分岗位工资、薪级工资、绩效工资和津贴补贴四部分
2017 年至今	以知识价值为导向的薪酬制度	允许医疗卫生机构突破现行事业单位工资调控水平，允许医疗服务收入扣除成本并按规定提取各项基金后主要用于人员奖励

在现行的岗位绩效工资制的基础上，公立医院薪酬制度改革的探索和实践也在不断地开展和深化，相关的政策也随之不断更新。

2009 年 3 月，国务院根据党的十七大精神出台了《中共中央国务院关于深化医药卫生体制改革的意见》，提出建立规范的公立医院运行机制，改革人事制度，完善分配激励机制，推行聘用制和岗位管理制，严格管理工资总额，实行以岗位工作量和服务质量为主的综合绩效考核和岗位绩效工资制。

2013 年 11 月，党的十八届三中全会通过了《中共中央关于全面深化改革若干重大问题的决定》提出加快公立医院改革，建立科学的医疗绩效评价机制和能够适应行业特点的人才培养和人事薪酬制度。

2015 年 5 月，国务院办公厅发布了《关于全面推开县级公立医院综合改革的实施意见》和《关于城市公立医院综合改革试点的指导意见》，提出以管理体制、运行机制、服务价格调整、人事薪酬、医保支付为重点开展公立医院综合改革，并强调增强改革的系统性、整体性和协同性，建立符合医疗行业特点的人事薪酬制度。

2017 年 1 月，人力资源和社会保障部、财政部等四部委联合印发《关于开展公立医院薪酬制度改革试点工作的指导意见》，为我国公立医院薪酬制度改革揭开了序幕。《意见》指出医疗行业人才培养周期长、职业风险高、技术难度大、责任担当重，要求在全国范围内启动公立医院薪酬制度改革试点，建立符合医疗行业特点，体现以知识为导向的公立医院薪酬制度，并提出“两个允许”政策，即允许医疗卫生机构突破现行事业单位工资调控水平，允许医疗服务收入扣除成本并按照规定提取各项基金后用于人员奖励。试点公立医院薪酬总额要建立动态调整机制，稳步提高医务人员薪酬水平。同年 12 月，四部委又联合印发《关于扩大公立医院薪酬制度改革试点的通知》，提出进一步积极自主扩大公立医院薪酬制度试点范围。

在此基础上，2021 年人力资源和社会保障部、财政部等四部委引发《关于深化公立医院薪酬制度改革的指导意见》，继续要求落实“两个允许”，实施以增加知识价值为导向的分配政策，强化公立医院公益属性，并充分落实医院内部分配自主权、建立主要体现岗位职责的薪酬体系及合理确定内部薪酬结构等内容。

在相关政策的驱动下，薪酬管理制度的改革既是加快推进公立医院改革的紧迫任务，也是促进改革深化的支撑条件。新的薪酬管理制度既要符合社会主义市场经济规律，也要符合医疗卫生行业自身的生产规律。

3.2.2　适应现代医院管理的内在需求

随着医改的逐渐深入，出现越来越多的矛盾，对现代医院管理提出了更高的要求。在全面推进医院的综合改革过程中，薪酬管理制度的改革直接影响到医院改革的质量。设计和发展科学合理的薪酬管理制度已经成为医院人力资源管理改革中一项内在需求。

现代医院管理制度是指医院在新型公共治理框架下，形成政府、所有者代表与医院之间责任与权利关系的一系列制度安排以及医院内部运行机制设计。其主要内容包括外部宏观政策环境的治理制度以及对医院层面的内部治理制度。在外部宏观政策方面，薪酬管理制度必须紧贴政策引导的方向；在内部治理方面，通过优化薪酬管理制度来激励和约束医务人员，确保医务人员与医院自身发展目标、价值目标等的一致性，通过约束规范医院内部组成的稳定性。

3.2.3　充分体现医务人员劳动价值

薪酬体现的是一种市场交易关系，医务人员作为劳动者理应得到与其劳动付出相对应的报酬，这也是其自身价值的一种体现，同时薪酬影响社会对于职业的准确定位和评价。近年来，随着我国医疗服务量持续增长，我国医疗服务总量已居世界首位。医务人员相较于社会其他行业而言，需要经历长周期的培养，准入条件严苛，对专业知识要求高。由于医疗卫生服务行业的特殊性，医务人员的工作内容也存在着不稳定性、突发性、高风险性等职业特点。针对医疗行业的行业特点及医务人员的职业风险，应该充分考虑医务人员的劳动价值。医务工作者应该享受能够与之劳动价值相对应的薪酬待遇，方能保证医院具有可持续发展性。

3.3　医院薪酬管理与绩效管理的区别与联系

医院的薪酬管理和绩效管理是医院人力资源管理的重要内容，它们都是将医院发展和医务工作者协调起来的重要工具。绩效管理具有激励、导向、评估、沟通、协调等方面的功能，相较于薪酬管理，绩效管理具有更为直接的管理作用。为了使二者之间协调发展，以实现医院的战略目标和工作计划，医院需要整体规划、整体实施。

3.3.1　绩效的含义

绩效（performance）也被称作表现、业绩等，指对于组织内部的个人或集体，在一定时间内完成的可描述性工作行为和可衡量性工作结果，以及组织对组织内部的个人或集体的指导，以改善其能力和素质，并且预期其未来在一段时间内所取得的工作成效的总和。一般而言，医务人员的绩效工资是指医院根据医务人员在岗的技术含量、劳动强度、责任大小以及所需承担的风险程度，结合医院自身运行发展状况的合理预期，以医务人员的劳动业绩为主要依据进行核算，并将绩效管理和人力资源管理相结合的薪酬体系。

医院通过制订符合医院内医务人员的绩效体制，有效地管理各个岗位上的人员，提高工作效率，从而提升医院的管理能力并推动医院的发展。

3.3.2 薪酬管理与绩效管理的区别

薪酬管理和绩效管理均是医院人力资源管理的核心组成部分。如图 3-1 所示，医院人力资源管理的流程主要包括组织设计和人力资源规划、岗位设计和职责分析、员工培训开发、绩效管理、薪酬管理、员工关系等。其中薪酬管理和绩效管理与人力资源管理其他流程之间，有着互相作用、互相联动的紧密关系。

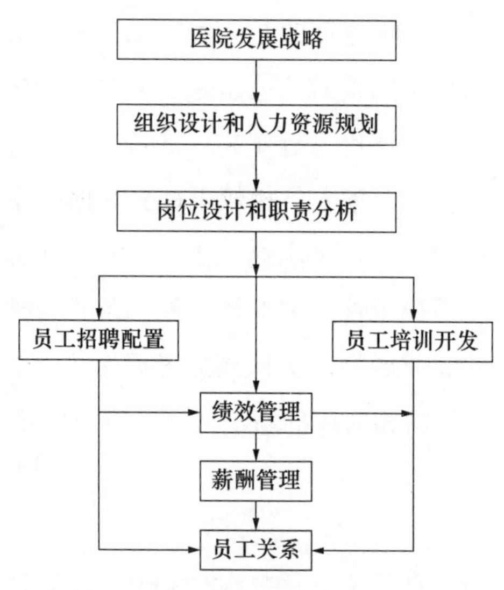

图 3-1 医院人力资源管理流程

从定义上区分，薪酬管理围绕薪酬制度展开，而绩效管理则是对个人或组织的工作结果的考核。从连接医院和医务人员上区分，薪酬管理倾向于激励医务人员，而绩效管理则倾向于约束医务人员。从医院人力资源的职能关系上区分，医院的薪酬管理是建立在绩效管理的基础之上的，绩效管理评估了医务人员的业绩成果，为公平的薪酬管理提供了依据。另外，绩效管理是一个循环体系，包括根据医院发展战略及工作目标制定的绩效计划，之后对绩效计划进行实施以及对医务人员进行绩效考核，最终得到绩效反馈，绩效反馈又可称为下一个循环中绩效计划的参考依据。薪酬管理则不存在这样的循环。

3.3.3 薪酬管理与绩效管理的联系

薪酬管理和绩效管理都是根据医院发展战略及工作目标制订的，主要目的都是利用现代化的管理体系对医务人员进行高效的管理。二者都具有一定的激励性和约束性，可以通过合理的制度设计规范医务人员的行为，并传递医院的发展战略，促进可持续发展。

工资作为直接经济性薪酬，是医院薪酬管理中最为重要的一个部分。当下我国医务工作者的工资可划分为四个部分，即基本工资、津贴补贴和绩效工资以及福利补助。其中绩效工资与绩效管理中的绩效考核直接挂钩（图 3-2）。

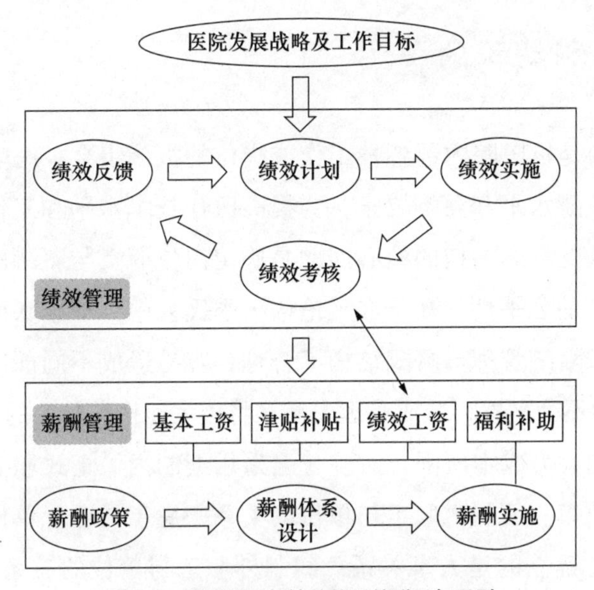

图 3-2　薪酬管理与绩效管理的联系与区别

（刘　萍）

第4章 医院薪酬的结构体系

4.1 医院薪酬结构的含义

医院薪酬结构是指医院内部各种工作或岗位的报酬组合。医院围绕岗位和岗位等级制订不同的薪酬水平和薪酬要素，为提高医疗技术水平和工作效率，实现医院战略目标服务。医院薪酬结构的核心问题是确定岗位职责与薪酬的关系，实现薪酬内部一致性即内部的公平性。孔子在《论语·季氏》中“不患寡而患不均”的税收思想，同样适用于薪酬管理。薪酬结构不合理，容易造成不同部门或相同部门员工之间在比较中产生不公平感，造成心理失衡，将极大地伤害员工的积极性。

由于受编制和人力成本所限，医院普遍采用编制内（正式职工）与编制外（合同工）两种用工政策。编制内职工与单位的关系归属于《事业单位在编人员管理条例》调节，与单位确立的是人事关系；编制外职工与单位的关系归属于《劳动法》调节，与单位确立的关系属于劳动关系。公立医院中编制内人员与编制外人员是否应当享有同工同酬的问题，几乎所有的公立医院都遇到这一薪酬结构的矛盾。正是因为适用法律不同，就目前而言，编制内与编制外人员无法实现同工同酬。斯塔西·亚当斯的公平理论认为，当一个人察觉到自己的工作与所得到的报酬之比，同其他人的工作与报酬之比相等时，就公平，否则就不公平。公平能起到激励的作用，不公平会起消极的作用。人能否得到激励，不仅是他得到了什么样的报酬，更重要的是与别人相比，这样的报酬是否公平。内部一致性原则强调医院薪酬结构不仅要合法、合规，更应该注重公平、公正，这意味着医院内部不同岗位之间、不同技能水平之间薪酬水平应该互相协调，各岗位之间的薪酬水平的高低应该以工作内容为基础，以各岗位技能水平、责任大小、服务质量、风险程度等要素为基础。

近年来，不少医院除了基本工资以及国家政策原因方面如住房公积金等有差异外，已通过绩效工资促使编制内外的医院工作人员在同一岗位同一待遇，体现在绩效岗位部分同工同酬，大大缩小编制内外人员之间的差异。尽管如此，非编制人员仍然认为受到了不公平的待遇。如果相对于外部的其他单位，编外人员的待遇如果较高的话，对于人员稳定起一定的作用。但如果过低，编外人员的稳定性，以及医院内部同一岗位之间差异引起的不平衡，是需要考虑的问题。编制人员是否核心岗位需要认真甄别，对于核心人员应考虑各方面的因素给予相应的报酬，而对于非核心人员，可以通过第三方劳务派遣用工形式。

4.2　医院薪酬结构的影响因素

乔治 . 米尔科维奇在其《薪酬管理》(第 11 版）一书中认为，影响医院薪酬结构的因素分为外部因素和组织因素（图 4-1），这些因素相互作用和相互联系。

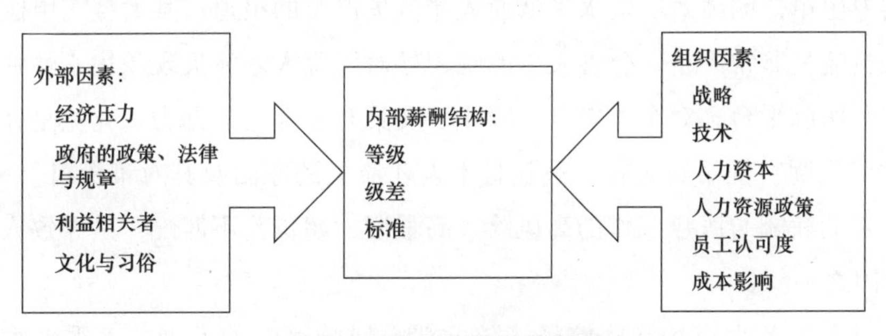

图 4-1　影响内部薪酬结构的因素

4.2.1　经济压力（社会、经济、行业的影响）

乔治 . 米尔科维奇的《薪酬管理》(第 11 版）引入亚当 . 斯密的交换价值和使用价值、卡尔 . 马克思的剩余价值以及 19 世纪下半叶边际劳务生产率理论，从市场、劳动力的供求、产品和服务的角度描述了劳动价值对薪酬结构的影响。我国医疗市场、医护人员的供求对医院薪酬结构产生怎样的影响呢？

根据《2020～2025 年中国医疗卫生行业市场前瞻与未来投资战略分析报告》，我国医疗消费水平尚处于初级阶段，随着医药卫生体制改革不断深化，公共医疗卫生保障能力逐步增强，基本医疗保险制度的普及使居民看病负担得到缓解，医疗消费升级叠加人口老龄化将进一步拉动医疗市场的需求。医疗机构如雨后春笋般发展，根据《2021 中国卫生健康统计年鉴》，截至 2020 年年末，全国共有医疗卫生机构 102.3 万个，其中医院 3.5 万个，其中公立医院 1.2 万个，民营医院 2.4 万个；基层医疗卫生机构 97.0 万个，年末卫生技术人员 1067.8 万人，其中执业医师和执业助理医师 408.6 万人，注册护士 470.9 万人。医疗卫生机构床位 910.1 万张，其中医院 713.1 万张，基层医疗卫生机构 164.9 万张，乡镇卫生院 139.0 万张。全年总诊疗人次 77.4 亿人次，出院人数 2.3 亿人。尽管医疗机构蓬勃发展，目前仍然存在老百姓“看病难，看病贵”的问题，究其原因无外乎两点：一是优质医疗资源总体上供给不足、分布不均衡；二是医疗人才匮乏。

医院作为一个知识密集型组织，人才是核心资源，社会主义市场经济体制下医院面临的激烈竞争其实质是人才的竞争。因此，各大型医院无不以优厚待遇吸引人才，优惠条件包括：提供住房或一次性购房款项、高薪、科研经费等，这导致经济实力弱的医院人才流失严重。 2019 年 1 月 17 日，南方都市报刊登了广州市疾控中心等公共卫生单位因绩效工资水平低而人才流失严重的报道；某大型三甲医院近几年医护人员流失非常严重，分管人事的院领导对该院人才流失现象忧心忡忡。一个大型国家级医院平台，对个人能力、职业发展具有非常大的助力，究竟是什么原因导致人才流失呢？倪婧妍等在《医院骨干人才流失的原因及其对策探讨》中认为，医务工作者的薪酬与医疗工作的高风险、高强度、超负荷不匹配，是导致人才流失的直接原因之一。

医疗行业劳务力市场和医院经济效益严重影响医院的发展。丁香人才编制的《2020 中国医院薪酬报告》揭示了通过对全国 93 家医院财务部门的调研，筛选出 2830 条薪酬数据，目前我国医务人员薪酬的真实情况：医院医师平均年薪 18.5 万元，其中一线城市平均薪酬 25.3 万元，二三线城市 19.0 万元，四线及其他城市 12.8 万元。此外，不同等级城市的医务人员薪酬差距较大，一线城市的平均薪酬是二三线城市的 1.3 倍，是四线城市的 2 倍。职称带来的薪酬差别在 30%～50% 不等，且城市等级越高，差距越明显。一线城市正高职称的医师是初级职称医师的 3 倍以上，是中级职称医师的 2.1 倍，是副高职称医师的 1.4 倍。一二三线城市医务人员薪酬的差距加剧了医疗人才的流动，各医院为了留住或吸引优秀的人才，不断改善和提高福利待遇。

随着国家医药卫生体制改革不断深化，医院成本管理压力巨大，占医院成本 30%～40% 的人员经费成为关注的重点。为了压缩人员成本，公立医院用工形式多元化，一方面实行编制管理，对医、护、技、行政核心岗位招聘事业编制人员，非核心岗位、后勤人员多采用编制外人员，即合同编制人员和第三方劳务派遣。对于高端人才采用短期聘任年薪制和协议工资制。另一方面加强岗位管理，以满足工作需要为原则，按照应该完成的工作任务确定岗位，以事定岗，以岗定人，分类分层管理，按照岗位层次制订薪酬标准。

4.2.2　政府的政策、法律和规章

为了调动医务人员的积极性，政府给予公立医院绩效工资自主分配权，但也需要按照规范的分配程序和分配方法在绩效工资总额范围内实施。

2004年《关于加强医疗机构财务部门管理职能、规范经济核算与分配管理的规定》指出：医疗机构的奖金分配要体现按劳分配、效率优先、兼顾公平以及奖金分配不得与药品收入挂钩的原则；以工作岗位性质、工作技术难度、风险程度、工作数量与质量等工作业绩为主要依据，具体考核指标包括服务效率、服务质量和经济效率三个方面；逐步建立按岗取酬、按工作量取酬、按工作业绩取酬的奖金分配机制。

2006年10月23日，人事部、财政部、卫生部关于印发《卫生事业单位贯彻〈事业单位工作人员收入分配制度改革方案〉的实施意见》的通知，提出各卫生事业单位主管部门按照同级政府人事和财政部门核定的绩效工资总量，综合考虑所属卫生事业单位的社会公益目标任务完成情况、绩效考核情况、事业发展、岗位设置和经费来源等因素，下达各事业单位的绩效工资总量。卫生事业单位在核定的绩效工资总量范围内，按照规范的分配程序和要求，采取灵活多样的分配形式和分配办法，自主分配。

2009年3月17日，中共中央国务院《关于深化医药卫生体制改革的意见》改革人事制度，完善分配激励机制，推行聘用制度和岗位管理制度，严格工资总额管理，实行以服务质量及岗位工作量为主的综合绩效考核和岗位绩效工资制度，有效调动医务人员的积极性。2009年9月，国务院常务会议决定在公共卫生与基层医疗卫生事业单位和其他事业单位实施绩效工资。

2011年7月24日，《国务院办公厅关于印发分类推进事业单位改革配套文件的通知》规定，结合清理规范事业单位津贴补贴实施绩效工资，对不同类型的事业单位实行不同的工资管理办法，各地综合考虑经济发展、财力状况、物价消费水平、城镇单位在岗职工年平均工资水平、公务员规范后的津贴补贴水平等因素，合理确

定本地绩效工资总体水平。根据合理调控事业单位收入水平差距的需要，确定当地事业单位本年度绩效工资水平控制线，各事业单位绩效工资水平原则上不得高于控制线。各级人力资源和社会保障、财政部门综合考虑相关因素，核定本级政府直属及各部门所属事业单位的绩效工资总量，对不同类型事业单位探索实行不同的绩效工资总量管理办法。事业单位主管部门核定所属各事业单位的绩效工资总量。事业单位发放绩效工资不得突破核定的总量。

政府绩效工作总量核定对公立医院影响较大，在目前医务人员薪酬水平仍有较大提升空间的情况下，绩效工资总量管理成为医院薪酬激励机制不充分、不健全的政策影响因素，不利于调动公立医院医务人员的积极性，甚至导致人才流失。个别省份意识到这一问题，推出了绩效工资水平动态调整、扩大事业单位内部分配自主权、实行激励性特殊报酬在绩效工资外单列等创新举措。

民营医院的薪酬政策则相对灵活性大一些，可以根据民营医院自身的经营特点、经济效益、劳动生产率，自主确定基本工资支付制度，自主确定选择实行岗位工资、技能、结构工资，自主确定工资的等级、级差和标准等。但这并不意味着民营医院可以无所顾忌地按照自己的意愿来制定薪酬政策，相对于公立医院，政府对民营医院的薪酬管理与调控的方式主要采用法律手段，对公立医院的则以行政手段干预为主。党的十八届四中全会作出了全面推进依法治国的重大战略部署，随着我国劳动法律体系的逐步健全和完善，员工依法维权的意识和能力不断增强，医院在制定薪酬政策时必须坚持合法、合规，回避劳资纠纷和法律风险。《中华人民共和国劳动法》第五章对工资作了详细规定：工资分配应当遵循按劳分配原则，实行同工同酬；用人单位根据本单位的生产经营特点和经济效益，依法自主确定本单位的工资分配方式和工资水平；国家实行最低工资保障制度；工资应当以货币形式按月支付给劳动者本人。不得克扣或者无故拖欠劳动者的工资；劳动者在法定休假日和婚丧假期间以及依法参加社会活动期间，用人单位应当依法支付工资。

《企业会计准则第 9 号——职工薪酬》(2006) 第一章总则第二条中明确了职工薪酬相关内容，职工薪酬是指企业为获得职工提供的服务而给予各种形式的报酬以及其他相关支出。职工薪酬包括：职工工资、奖金、津贴和补贴；职工福利费；医疗保险费、养老保险费、失业保险费、工伤保险费和生育保险费等社会保险费；住房公积金；工会经费和职工教育经费；非货币性福利；因解除与职工的劳动关系给予的补偿；其他与获得职工提供的服务相关的支出。该准则明确界定了职工薪酬的含义，从经济业务会计核算的角度规范企业薪酬。

针对医疗行业的行风问题，中央党的群众路线教育实践活动领导小组印发了《关于开展“四风”突出问题专项整治和加强制度建设的通知》。明确要求“坚决纠正医疗卫生方面损害群众利益行为，严肃查处医药购销和办医行医中的不正之风问题”。

为深入贯彻落实文件精神，进一步加强行风建设，严肃纪律，明确要求，针对医疗卫生方面群众反映强烈的突出问题，2013 年，国家卫生和计划生育委员会、国家中医药管理局制定了《加强医疗卫生行风建设“九不准”》（以下简称“九不准”）。“九不准”包括：不准将医疗卫生人员个人收入与药品和医学检查收入挂钩；不准开单提成；不准违规收费；不准违规接受社会捐赠资助；不准参与推销活动和违规发布医疗广告；不准为商业目的统方；不准违规私自采购使用医药产品；不准收受回扣；不准收受患者“红包”等。其中直接影响医院内部绩效有以下两条：不准将医疗卫生人员个人收入与药品和医学检查收入挂钩；不准开单提成。文件要求医疗卫生机构应当结合深化医改建立科学的医疗绩效评价机制和内部分配激励机制，通过综合目标考核，提高医疗服务质量和效率。

在“九不准”的基础上，2021 年国家卫生健康委员会印发《医疗机构工作人员廉洁从业九项准则的通知》提出以下九项准则：一是合法按劳取酬，不接受商业提成。二是严守诚信原则，不参与欺诈骗保。三是依据规范行医，不实施过度诊疗。四是遵守工作规程，不违规接受捐赠。五是恪守保密准则，不泄露患者隐私。六是服从诊疗需要，不牟利转介患者。七是维护诊疗秩序，不破坏就医公平。八是共建和谐关系，不收受患方“红包”。九是恪守交往底线，不收受企业回扣。

国务院办公厅 2015 年 5 月 6 日发布了《国务院办公厅关于城市公立医院综合改革试点的指导意见》，明确建立符合医疗行业特点的人事薪酬制度。一是深化编制人事制度改革。在地方现有编制总量内，合理核定公立医院编制总量，创新公立医院机构编制管理方式，逐步实行编制备案制，建立动态调整机制。在岗位设置、收入分配、职称评定、管理使用等方面，对编制内外人员待遇统筹考虑，按照国家规定推进养老保险制度改革。实行聘用制度和岗位管理制度，人员由身份管理向岗位管理转变，定编定岗不固定人员，形成能进能出、能上能下的灵活用人机制。落实公立医院用人自主权，对医院紧缺、高层次人才，可按规定由医院采取考察的方式予以招聘，结果公开。二是合理确定医务人员薪酬水平。根据医疗行业培养周期长、职业风险高、技术难度大、责任担当重等特点，国家有关部门要加快研究制定符合医疗卫生行业特点的薪酬改革方案。在方案出台前，试点城市可先行探索制定公立医院绩效工资总量核定办法，着力体现医务人员技术劳务价值，合理确定医务人员收入水平，并建立动态调整机制。完善绩效工资制度，公立医院通过科学的绩效考核自主进行收入分配，做到多劳多得、优绩优酬，重点向临床一线、业务骨干、关键岗位以及支援基层和有突出贡献的人员倾斜，合理拉开收入差距。三是强化医务人员绩效考核。公立医院负责内部考核与奖惩，突出岗位工作量、服务质量、行为规范、技术能力、医德医风和患者满意度，将考核结果与医务人员的岗位聘用、职称晋升、个人薪酬挂钩。完善公立医院用药管理，严格控制高值医用耗材的不合理使用。严禁给医务人员设定创收指标，医务人员个人薪酬不得与医院的药品、耗材、大型医学检查等业务收入挂钩。

随着我国法律、规范以及医疗行业管理体系的逐步健全和完善，从业人员的法律意识不断增加，医院薪酬政策的制定必须遵循相关法律、法规和规章，鼓励灵活多样的薪酬分配模式，对于高层次人才按国家有关规定经批准可实行协议工资、项目工资等灵活多样的分配办法，体现各类人员的劳动特点和贡献，调动各类人员的积极性。

4.2.3 文化和习俗

对于公立医院来讲，政府的政策、法律和法规对薪酬的影响是最低层次的，是一种外部的监督和控制。一个医院能否严格遵循政府的政策、法律和法规，受到该医院文化导向、约束、凝聚、激励及辐射等作用的影响。

现代管理学之父彼得 . 德鲁克说过：管理以文化为基础。如果没有了文化这个坚实的基础，管理就不能顺利进行。那么文化是什么？英国学者“人类学之父”爱德华 · 泰勒认为文化是一个复杂的整体，包括知识、信仰、艺术、道德、法律、风俗，以及作为社会成员的个人而获得的任何能力与习惯。

李泽平编著的《现代医院文化管理》认为：医院文化有广义和狭义之分。广义的医院文化泛指医院主体和客体在长期的医学实践中创造的特定的物质财富和精神财富的总和。包括医院硬文化和医院软文化两大方面。医院硬文化主要是指医院内的物质状态：医疗设备、医院建筑、医院环境、医疗技术水平和医院效益等有形的东西，其主体是物。医院软文化是指医院在历史发展过程中形成的具有本医院特色的思想、意识、观念等意识形态和行为模式，以及与之相适应的制度和组织结构，其主体是人。医院硬文化是医院软文化形成和发展的基础，而医院软文化一旦形成则对医院硬文化具有反作用。两者是有机整体，彼此既相互制约，又互相转换。狭义的医院文化是指医院在长期医疗活动中逐渐形成的以人为核心的文化理论、价值观念、生活方式和行为准则等，即医院软文化。

彼得斯和沃特曼（1985）对 100 多家优秀企业的文化进行了深入的调查研究，结果发现企业文化对企业持续竞争优势的形成有很大的促进作用。优秀的企业文化是保持不可复制的竞争优势的动机，其薪酬激励政策则是承载企业文化并促进企业竞争性和激励性的物质发动机。美国哈佛大学教授约翰·科特和詹姆斯·赫斯克特在《企业文化与经营业绩》中以企业文化促进经营业绩增长为依据，把企业文化划分为三类：①强力型企业文化。这类企业文化是与企业长期经营业绩相联系的，并对企业目标管理、企业活力和企业经营管理起着巨大作用；②策略合理型企业文化。这类企业文化是指与企业经营业绩相关联的企业文化，必须是与企业环境、企业经营策略相适应的文化；③灵活适应型企业文化。一种能够使企业适应市场经营环境变化并在这一适应过程中领先于其他企业的企业文化，它将在较长时间与企业的经营业绩相联系。

一个组织的文化不同，人们所采用的薪酬制度也有非常大的不同。张英在《医院人力资源管理》（第 2 版）第六章著述了十种医院绩效评估的主要工具，每一种工具的采用代表了医院的使命、愿景、价值观、薪酬的期望值、人际关系等医院文化。如目标与关键成果评价法注重组织目标的达成，不关注过程；平衡计分卡评价法将财务指标与非财务指标相结合，将财务、患者、内部流程、学习与成长四个维度对医院业绩进行综合考核评价，平衡计分卡评价法相对目标与关键成果评价法的不同之处在于，平衡计分卡评价法强调医院的公益性导向，保持可持续发展的同时，更多地关注医疗服务质量、患者满意度、员工满意度。

我国医院文化基于其救死扶伤、为人民健康服务为使命，其经营发展的方向必须保持一切以患者为中心，为患者健康提供优质、高效、便捷、价廉的医疗服务，增强人民群众的获得感、幸福感。2015 年 12 月 10 日，国家卫生和计划生育委员会、人力资源和社会保障部、财政部、国家中医药管理局以国卫人发〔2015〕94 号印发《关于加强公立医疗卫生机构绩效评价的指导意见》，明确了公立医院、基层医疗卫生机构、专业公共卫生机构、卫生计生监督执法机构绩效评价的目标、原则、指标体系、评价标准等。《意见》紧紧围绕人民群众得实惠、医务人员受鼓舞、医疗事业得发展的目标，更加注重维护公益性，破除逐利机制，引导公立医院回归救死扶伤的本位；更加注重调动积极性，让医务人员舒心、顺心、安心地为患者服务；更加注重提升获得感，把增强人民群众获得感、幸福感、安全感作为评判的重要标准，让改革发展成果更多更公平惠及全体人民。通过绩效考核，推动公立医院在发展方式上，从规模扩张型转向质量效益型，提高医疗质量；在管理模式上，从粗放管理转向精细管理，提高效率；在投资方向上，从投资医院发展建设转向扩大分配，提高待遇。

在政府的医疗卫生事业的政策要求和“救死扶伤，医者仁心”的中国传统文化价值导向下，医院、员工、患者之间的关系通过医院品牌和医疗质量为纽带，医护人员树立与医院荣辱与共的强烈品牌意识。杨敦干等人在《北京协和医院文化建设的理念和实践》一文中很好地阐述“待患者如亲人，提高患者满意度；待同事如家人，提高员工幸福感”办院理念。医护人员在实际工作中形成了“严谨、求精、勤奋、奉献”的协和精神和兼容并蓄的特色文化风格，创立了“三基”“三严”的现代医学教育理念，建立了中国最早的住院医师培训制度，形成了以“教授、病案、图书馆”著称的协和“三宝”，培养造就了张孝骞、林巧稚、曾宪九、黄家驷等一代医学大师和多位中国现代医学的领军人物，并向全国输送了大批的医学管理人才。

薪酬制度是医院人力资源管理的核心制度，体现着医院的价值观和具体行为导向。以协和为例，其价值理念表现在人才招聘、职称晋升、干部任用、收入分配和荣誉授予等多个方面。多年来始终践行“患者需要什么、绩效就考核什么”的综合绩效考核体系。协和的薪酬体系向员工传递了以患者为中心的理念与价值观，其文化与薪酬制度是一种相互匹配、相互对应、相互促进的关系。协和建院 100 年来，始终围绕患者开展医院的各项工作，从环境、设备设施、医务人员的行为、制度不断提高患者满意度的文化。“协和”优秀的文化促进了医院在医疗质量、技术水平、科研成果、学科建设、人才培养方面的领先地位，在复旦大学医院管理研究所公布的中国最佳医院排行榜中，协和连续 4 年排名第一。“协和”这两个字也成为中国医学的最高境界。

任何一个组织的文化必须通过具体的制度体现，并保障其对组织文化的奉行。医院文化的不同，必然会导致分配机制、薪酬模式的不同。文化差异在薪酬体系具体表现为薪酬水平、薪酬结构、集权化程度和沟通政策等的不同。医院内部各部门之间的业务独立性强，薪酬制度必须能够达到有利于专业技术水平的发挥，有利于提高工作效率。巴克利（M · Ronald Buckley）在《人力资源系统中的伦理问题》（2001）中认为企业文化影响企业对人员配备、绩效评价和薪酬的选择，人力资源管理系统与企业文化的结合将为企业带来更大核心竞争力。南方某大型三甲综合医院为吸引人才提供的优厚待遇和支持条件：协议年薪 90 万～110 万元（税前），正常享受教学科研绩效和各类奖励，上不封顶；安家费和生活补助 325 万～365 万元（税前）（含政府配套）；科研启动和科研条件建设经费 500 万～800 万元（含政府配套）；聘为教授、博士生导师、博士后合作导师；按政策规定纳入省事业单位编制；提供人才周转房；给予研究生专项招生指标；博士后、科研助手招收支持；提供优良的办公实验条件；提供优质医疗保障，协助安排配偶工作和解决落户、子女入托入学等事宜。不管是选择什么样的薪酬水平，医院要根据自己的竞争战略和文化确定合理的薪酬水平。

医院的薪酬结构通常包括基本工资、职位工资、技能工资、绩效工资、津贴、奖金、福利等。各种项目占比不同，以薪酬项目占比最大为导向，可以把薪酬结构分为：工作导向型（或称职位导向型）、技能导向型、绩效导向型等。医院工资属于技能导向型的薪酬结构，其薪酬发放的主要依据是员工职称和职级，代表了员工的专业技术水平。从内部绩效和工资的比例关系而言，大部分医院的绩效和工资之比为 6 : 4，属于绩效导向型的薪酬结构。浮动的绩效比例大一些，可以更好地调动医护人员的积极性，鼓励多劳多得，优劳优得。

无论哪种薪酬制度，实质上都以医院的战略目标和价值观作为薪酬决策的依据。合理的薪酬可以满足员工的物质需求，起到激励的作用，激发员工对医院的认同感、归属感、荣誉感。从心理学的角度来说，拥有认同感的员工会增加为集体服务的倾向，更具有责任心和奉献精神，激发员工的工作积极性和主动性，从而产生更高的工作效率。而更高的工作效率又会为员工带来更高的薪酬，更高的薪酬又可以使员工的经济条件得到不断的改善，并促使其以更高的热情投入工作。一个完善的薪酬制度对医院文化的促进作用，有助于医院文化的形成与完善。由此可见，薪酬体系的创新能引导员工行为朝着医院文化所倡导的方向发展，改进各项管理制度以及塑造积极向上的医院文化氛围。薪酬体系设置不当也会产生负面文化效应，如对薪酬不满、抱怨等，员工就会消极怠工；由薪酬而产生的负面文化效应将会直接影响到医院的人力资源管理链条，严重降低医院的整体管理效能，由此还会形成一种消极的文化氛围，阻碍医院的经营发展。文化与薪酬福利是一种相辅相成的关系，互为作用。在医院内部建立相对透明、公平、公正的薪酬管理体制机制，用正确的文化导向，引导员工的个人价值与医院目标一致。

4.2.4　人力资源成本及成本结构

医师的培养与其他行业相比周期长、培养成本高、要求高，我国目前医师培养模式主要是“5+3”模式，即5年医学类专业本科教育，3年的住院医师规范化培训。医师在医学院毕业以后必须强制实行住院医师规范化培训3年，考核要求严格，必须通过科室考评、外文水平测试、专业理论考试、临床能力测试。2015年12月14日，国家卫生健康委员会发布了《关于开展专科医师规范化培训制度试点的指导意见》(以下简称《意见》)，明确了专科医师规范化培训是毕业后医学教育的重要组成部分，是在住院医师规范化培训基础上，继续培养能够独立、规范地从事疾病专科诊疗工作临床医师的必经途径。《意见》还明确了培训对象，指完成住院医师规范化培训并取得合格证书，拟从事某一专科临床工作的医师或需要进一步整体提升专业水平的医师；具备中级及以上医学专业技术资格，需要参加专科医师规范化培训的医师；医学博士专业学位（指临床医学、口腔医学、中医，下同）研究生。参加培训的人员在培训期间要通过基地组织的培训过程考核，培训结束后要按照规定参加全国统一的结业理论考试和临床实践能力考核。可见要成为一名专科医师，还需要经过7年左右的学习和培养。从一名高中生成长为一名可以看病的医师，最少需要11年的时间。一个护理人员的培养也要经过岗前教育和护士行为规范训练、科室轮转、考核转正等过程。医师、护士是一个需要终身学习，不断提升临床思维的职业，只有不断学习，不断充电，勤于思考，勇于探索，在工作中多积累临床经验，不断提高医疗水平，才能更好地为社会服务。从医务人员的角度来说，成为一名合格的医务人员所具备的教育、经验、知识、能力和技能，必须持续投入时间、精力和成本，所以医务人员对薪酬待遇的要求相应地高于其他行业。另外，医疗职业是高风险岗位，2020年新型冠状病毒肺炎疫情暴发以来，中国有超三千名医务人员感染新型冠状病毒肺炎，数十名医护人员牺牲，不论是日常诊疗还是特殊时期的抗疫，病毒、细菌等在执业过程中都可能导致医务人员感染；除了生理损害，在当前医患关系紧张、高强度高负荷的工作还会负面影响医务人员执业心理压力。医院是深化医药卫生体制改革的关键执行机构，而医院医务人员是参与改革的主力军，但长期以来医务人员工资薪酬待遇比较低，与他们的劳动价值严重不匹配，广大医务人员积极性难以保护和调动。一项涉及 34 所公立医院的调查结果显示，目前我国医务人员薪酬实际与医务人员的期望有较大的差距。2020 年胡伟在现代医院杂志的《广东某市属三甲综合医院人才流失分析》中认为，医务人员薪资福利是造成流失的重要原因，其分析结果显示，医院离职的医务人员中超过半数（51.1%）脱离了医疗卫生行业，医务人员总体薪资水平相对较低，基本工资存在差异，绩效评价方式不科学，造成编制内外职工收入差距较大，与医疗行业高脑力劳动、高知识层次、高压力的付出不匹配。

表 4-1 是 2019 年，公立医院在职职工人均工资性收入 14.1 万元，是社会平均工资的 1.6 倍，较 2018 年增长 17%（未扣除价格因素，下同），高于社会平均工资增幅（9.8%）。

表 4-1　公立医院在职职工人均工资

机构类型	2016 年（万元）	2017 年（万元）	2018 年（万元）	2019			年均增长（%）
				平均（万元）	较 2018 增长（%）	社平倍数	
公立医院	9.9	11.00	12.00	14.10	17.30	1.60	12.50
地市级及以上	11.6	13.00	14.40	17.20	19.20	1.90	14.00
区级	9.1	10.00	10.80	12.90	19.60	1.40	12.40
县级	7.3	8.00	8.70	9.80	12.80	1.10	10.40
基层机构	6.0	6.60	7.00	8.10	15.10	0.90	10.30
城市社区	7.6	8.40	8.80	10.60	21.00	1.20	11.90
乡镇卫生院	5.7	6.10	6.50	7.40	14.40	0.80	9.30
公卫机构	7.3	7.80	8.50	9.90	16.90	1.10	10.80
疾病控制	7.5	8.40	9.20	10.90	18.10	1.20	13.10
卫生监督	7.5	8.30	9.20	11.30	22.30	1.20	14.50
妇幼保健	6.6	7.10	7.70	8.70	12.40	1.00	9.50
采供血	7.2	7.80	8.70	11.00	26.10	1.20	15.10
合计（平均）	9.4	9.70	10.60	12.30	16.40	1.40	9.50

注：数据来源于《中国医药科学》杂志社 2021 年 3 月 25 日举办 2021 中国医院财务审计大会，国家卫生健康委卫生发展研究中心研究员万泉《中国公立医院经济运行分析》。

医院的发展主要依靠人才，人才是医院发展的核心竞争力，所以人力是医院最重要的资源，为了获得高素质的医、护、技、行政、后勤、管理人员，医院在取得、开发、使用、离职管理中都必须付出相应的人力成本。其中最主要的是人力资源使用成本，包括维持成本和保险成本即薪资总额。2014 年 7 月 1 日起施行的《企业会计准则第 9 号——职工薪酬》扩大了职工薪酬范围外延，增加了短期薪酬、离职后福利、辞退福利和其他长期职工福利四个概念。该准则对职工薪酬等人力成本有明确的规定：职工薪酬，是指企业为获得职工提供的服务或解除劳动关系而给予的各种形式的报酬或补偿。职工薪酬包括短期薪酬、离职后福利、辞退福利和其他长期职工福利。企业提供给职工配偶、子女、受赡养人、已故员工遗属及其他受益人等的福利，也属于职工薪酬。2019 年 1 月 1 日起施行的《政府会计制度》对应付职工薪酬科目用了明确的规定：职工的各种薪酬，包括基本工资、国家统一规定的津贴补贴、规范津贴补贴、绩效工资、改革性补贴、社会保险费（如职工基本养老保险费、职业年金、基本医疗保险费等）、住房公积金等。医院要实现良性发展，既要采取激励措施促进员工通过高水平的努力，提高工作效率，实现医院战略发展，又要合理控制员工数量，实现人员结构的优化组合和科学配置，用较经济的使用成本聘请员工，给医院创造最大的价值。

随着医改的不断深化，全国公立医院已全面取消药品和耗材加成。以广东省为例，2017 年 7 月 15 日取消药品加成，2018 年年底取消耗材加成，同年持续深化医保支付制度改革，开始实施按病种分值付费工作，在总额预算控制之下，医院的成本控制与政府的医疗控费目标趋同，传统规模发展方式受到剧烈冲击，医院进入成本时代，不再依赖鼓励多做医疗项目来增加收入，而是在抓好医疗质量的同时，提倡价值医疗。成本管理的成效不仅涉及医院全体员工的薪酬待遇，更关系到医院可持续发展。国家卫生健康委员会、国家中医药管理局 2021 年 1 月 26 日发布《关于印发公立医院成本核算规范的通知》，为医院落实成本核算管理提供了依据，医院必须完善成本管控体系，建立良好的成本管控机制，促进医院各部门加强成本管理协作，财务、设备、供应、药剂、医保、人事加强精细化管理，控制好人、财、物等各项资源的消耗，对重点设备购置、维护、药品、耗材、人员成本做好预算控制工作。医院成本占比排前三位的人力成本、药品成本、耗材成本成为医院管理关注的重点。

表 4-2 和表 4-3 是某大型三甲综合医院 2020 年成本结构及近三年人力成本情况。

表 4-2 某大型三甲综合医院 2020 年成本结构

项目	金额（亿元）	各项支出占业务支出比重	项目	金额（亿元）	各项支出占业务支出比重
业务成本	35.58	47%	折旧	1.47	4%
人员成本	14.44	40%	低值易耗品	0.86	2%
药品	12.04	33%	其他	3.11	8%
卫生材料	7.81	21%			

表 4-3 某大型三甲综合医院近三年人力成本情况

年度	医疗业务成本（万元）	人力成本（万元）	人力成本占业务成本比例（%）	平均在职人数（人）	平均人力成本（万元）
2018	32.57	12.54	38	4254	29.48
2019	37.03	14.46	39	4427	32.67
2020	35.58	14.44	40	4720	30.59

从上述结构图和近三年人力成本情况来看，耗材成本占比 24%，药品占比 33%，人员支出占业务支出比例 40%。2017 年 4 月 19 日，国家卫生和计划生育委员会、财政部、国家发展改革委等六部委发布《关于全面推开公立医院综合改革工作的通知》（以下简称《通知》），明确提出“到 2017 年底，前 4 批试点城市公立医院药占比（不含中药饮片）总体下降到 30% 左右，百元医疗收入（不含药品收入）中消耗的卫生材料降到 20 元以下”。广东省人民政府 2017 年 3 月 28 日发布《广东省人民政府关于印发广东省深化医药卫生体制综合改革实施方案的通知》，明确允许医疗卫生机构突破现行事业单位工资调控水平，允许医疗服务收入扣除成本并按规定提取各项基金后主要用于人员奖励。基层医疗卫生机构绩效工资制度实行“两自主一倾斜”，即自主调整基础性和奖励性绩效工资比例，自主从单位上年度收支结余部分中提取不低于 60% 用于增发奖励性绩效工资，不纳入绩效工资总量；奖励性绩效工资重点向临床一线、关键岗位、业务骨干和作出突出贡献的人员倾斜。力争到 2018 年，人员经费支出占业务支出比例达到 40% 以上。医疗机构要落实两个“允许”，必须进一步优化收支结构，严格控制药品、耗材等成本，同时优化人员成本，探索对高层次人才实行年薪制、协议工资、项目工资等市场化薪酬分配方式，对后勤人员实行社会化服务外包，逐步控制或减少体制内的后勤人员成本支出。

4.2.5 医院战略

医院战略管理是医院为适应外界环境的变化，使之能长期稳定健康发展，实现既定的战略目标而展开的一系列事关医院全局性、长远性的谋划与活动。从公立医院绩效考核的角度来看，医院战略管理关注的主要有医疗技术与医疗质量、学科优势与学科建设、人才引育与培养、患者满意度等要素。为了促进医院战略目标的实现，提高服务质量和服务效率，必须吸引、留住人才并调动其积极性。根据迈克尔·波特价值链模型在企业核心竞争力方面的分析，合理的薪酬制度和完善的岗位激励机制可以成为企业很难被模仿的竞争优势，在战略控制程序中经营业绩评价、管理者报酬等激励控制也是体现企业管理水平、实现企业战略目标的重要控制手段。

对于医院来说，每一个医务工作者的行为表现都与医院实现战略目标息息相关，因此薪酬制度与措施要与战略控制目标一致，通过内部绩效协调提高医疗技术水平和工作效率，为患者提供优质的服务。同样地，医院战略对其薪酬制度也产生较大的影响，对于一个快速扩张型医院来说，需要筹措大量的资金投向基础设施建设，形成高投资、高消耗、低产出的粗放型经营，一定时期内将造成职工薪酬下降。以内涵发展为战略的医院，在适度规模的基础上，实行低耗、高效的集约管理，使医院步入强管理、优结构的质量效益的发展道路，形成更多的财力投入人力资源，提高职工福利待遇。

近年来，国家高度重视医疗服务体系规划，总体要求是控制公立医院规模，鼓励社会办医。2021 年 2 月 9 日，国家卫生健康委员会官网对《关于增加公立医院数量、扩大公立医院规模的建议》（十三届全国人大三次会议第 6293 号建议）进行答复：根据 2015 年 3 月，国务院办公厅印发《全国医疗卫生服务体系规划纲要（2015～2020 年）》（以下简称《规划纲要》），提出合理控制公立综合性医院数量和规模的要求，明确了每千常住人口公立医院床位数和县办、市办、省办及以上单体公立医院的床位数，各地在制定区域卫生规划时要充分考虑地方实际，合理把控公立医院床位规模、建设标准和大型设备配置，禁止举债建设和购买装备。支持部分实力强的公立医院发展单体多院区模式，发生重大疫情时迅速转换为传染病收治定点医院。该回复明确了国家卫生健康委员会“十四五”期间对公立医院规模、建设标准、开展医院基础设施改造和设备升级等发展规划。

中共中央总书记、国家主席、中央军委主席、中央全面深化改革委员会主任习近平 2021 年 2 月 19 日下午主持召开中央全面深化改革委员会第十八次会议。会议审议通过了《关于推动公立医院高质量发展的意见》。在抗击新型冠状病毒肺炎疫情中，公立医院承担了最紧急、最危险、最艰苦的医疗救治工作，发挥了主力军作用。推动公立医院高质量发展，要坚持以人民健康为中心，坚持基本医疗卫生事业公益性，坚持医防融合、平急结合、中西医并重，以健全现代医院管理制度为目标，强化体系创新、技术创新、模式创新、管理创新，加快优质医疗资源扩容和区域均衡布局，为更好提供优质高效医疗卫生服务、防范化解重大疫情和突发公共卫生风险、建设健康中国提供有力支撑。

1．支持医院战略

随着国家医药卫生体制改革不断深化，取消药品、耗材加成改革已落地，医保支付制度改革、分级诊疗、多形式办医正逐步推进，医疗机构面临巨大挑战。医院必须加强运营管理，而在按疾病诊断相关分组付费（Diagnosis Related Groups，DRGs）或病种分值付费（Big Data Diagnosis Intervention Packet，DIP）的情况下，围绕患者所开展的检查、化验、药品、耗材等所有作业都是消耗医院的资源，过去“大处方、大检查”等不合理的支出不仅是浪费医疗资源，更是浪费医院的成本，适度治疗、价值医疗引起行业关注。医院必须通过有效途径提高工作效率、降低成本，使自己的成本低于竞争对手的成本，才能获得竞争优势（表 4-4，表 4-5）。

表 4-4　薪酬制度与战略相适应

战略	运营策略的响应	人力资源计划的调整	薪酬制度
控制成本，关注效率	提高运营效率，降低成本， 提高社会效益和经济效益	适度投入高产出	关注医疗行业的劳动成本 增加可变薪酬 强调工作效率 重视系统控制和工作规范

表 4-5　某三甲医院可变薪酬与固定薪酬占比近 5 年来的变化情况

项目	2016 年	2017 年	2018 年	2019 年	2020 年
可变薪酬	56%	59%	64%	69%	65%
固定薪酬	44%	41%	36%	31%	35%

国家已经意识到医疗机构内部绩效与目前医院经营目标的不匹配。2020 年 12 月 30 日，国家卫生健康委员会、国家发展和改革委员会等八部委《关于印发进一步规范医疗行为促进合理医疗检查的指导意见》（国卫医发〔2020〕29 号），强调完善医疗机构绩效分配制度，医疗机构要建立公益性为导向的绩效分配制度，不得设置可能诱导过度检查和过度医疗的指标并将其与医务人员收入挂钩。首次提出要借鉴疾病诊断相关分组（DRGs）、以资源为基础的相对价值比率（Resource Based Relative Value Scale，RBRVS）等方法和经验，将技术水平、疑难系数、工作质量、检查结果阳性率、患者满意度等作为绩效分配重点考核指标，使医务人员收入真正体现劳动价值和技术价值，实现优绩优酬。随着我国医药卫生体制改革不断深入，取消药品和耗材加成，实行 DRGs 或 DIP 付费后，医疗卫生领域的价值导向型医疗服务体系已逐步形成，医疗机构的运营管理发生了质的变化，薪酬制度也应该作出相应的调整。

2．支持医院工作流程

基于患者体验的医疗服务流程，促使医院努力创造让人民群众就医方便、舒适、快捷的就医流程。近年来，国家卫生健康委员会和国家中医药管理局深入落实《关于印发进一步改善医疗服务行动计划（2018～2020 年）的通知》等文件要求，从患者就医的获得感、幸福感着手，不断优化服务流程、创新服务模式，持续改进门急诊、住院服务。在患者挂号、候诊、就诊（诊查、治疗、护理）、缴费、取药、候检、检查、出院整个流程过程中，诊查、治疗、手术、护理、检查是医疗核心工作，医院的内部绩效围绕这些核心工作的劳动强度、技术难度和风险系数建立绩效指标体系。

3．激励医院医、护、技人员行为

薪酬激励是医院激励中最重要的也是最有效的激励手段。合理的薪酬制度可以引导医护人员积极主动地采取与医院利益和战略目标相一致的行为。马斯洛（Maslow）需要层次理论认为，人的需要依次为生理需要、安全需要、归属与爱的需要、自尊需要和自我实现需要。人的行为由需要推动，一旦需要满足即失去“动力”，只有需要还未满足时才有激励作用。需要层次理论告诉我们，薪酬在满足员工低层次需要的同时，有助于员工追求高层次需要，具有良好激励效果。医院应该设计出科学有效的薪酬制度，满足医护人员的一定需要的同时，保持其对更高层次需要的追求，有利于激发医务人员的工作积极性，促进医护人员不断加强学习，提高医疗技术水平，保证公立医院良性运行，促进医院健康发展，更好地为人民群众服务。

4.2.6　医院整体的人力资源政策

人力资源政策主要包括人力资源规划、招聘与配置、培训与开发、绩效管理、薪酬福利管理、职工关系管理等，这六部分内容是一个有机的整体，相互联系、相互影响。薪酬制度必然受到上述人力资源政策的影响。例如，医护人员的职称和职务晋升政策，激励医护人员申请更高等级的职位，医院内部薪酬政策与职称和职务等级挂钩，物价政策方面也将门诊诊金标准与医疗技术人员的职称挂钩。

4.3　医院薪酬的基本结构

4.3.1　医院薪酬结构概述

1. 薪酬的组成部分

薪酬结构，即薪酬的组成部分，是对同一组织内部的不同职位或者是技能所得到的薪酬进行的各种安排，包括各种工作或岗位之间薪酬水平的比例关系，是依据医院的经营战略、经济能力、人力资源配置战略和市场薪酬水平等为医院内价值不同的岗位制订不同的薪酬水平和薪酬要素，并且提供确认员工个人贡献的办法。

根据人事部、财政部《关于印发事业单位工作人员收入分配制度改革方案的通知》及公立医院改革试点指导意见规定，要求公立医院实行岗位工资与绩效工资为主的分配办法和薪酬制度，由岗位工资、薪级工资、绩效工资和津贴补贴四部分组成，其中岗位工资和薪级工资为基本工资。主要内容如表 4-6 所示。

表 4-6　医院薪酬基本结构表

薪酬基本结构	政策依据	备注
基本工资	按照国家有关政策，根据学历、职称、年资、工作表现等发放	
工资性津贴补贴	按照国家和地方有关政策，根据岗位及等级等发放	
绩效	按照国家有关政策，根据医院绩效分配方案发放	

续表

薪酬基本结构	政策依据	备注
社会保险	按人社局有关政策缴纳	
公积金	按住房公积金政策缴纳	
其他	医院自行规定	参考有关规定

结合目前我国公立医院或民营医院薪酬管理实际和现状，医院的薪酬结构主要是由两个部分构成。一是以货币性方式发放到个人的薪酬。主要有基本工资、绩效工资、各种津贴补贴、各类社保和住房公积金、职业年金等。二是以非货币性方式体现到个人的福利待遇。主要有职称职务晋升、行业和学术地位提升、工作环境及工作氛围，赞扬和鼓励、技术创新的机会、学习成长的机会以及家属所能享受的福利待遇等。

张英在《医院人力资源管理》（第2版）也把薪酬结构分为经济性薪酬和非经济性薪酬。经济性薪酬主要以货币的形式体现；非经济性薪酬则通过提拔和晋升、赞扬与鼓励、稳定的工作环境、挑战性的工作和学习机会等形式体现。经济性薪酬主要包括基本薪酬、可变薪酬、福利和津贴补贴等，基本薪酬一般占比20%～30%，可变薪酬占比40%～60%，福利占比5%，津补贴占比15%等。

2. 薪酬结构的影响因素

根据国家医改有关政策，在各级政府相关文件精神指导下，医院在坚持公益性的前提下，以提升服务能力为目标，建立以服务数量、服务质量、医疗技术水平、成本管控目标、患者满意度、医院可持续发展、学科结构调整等为核心内容的考评机制和薪酬制度，科学设置医院薪酬结构，合理拉开收入差距，体现优劳优得，优绩优酬，重点向临床、关键岗位、业务骨干、科研优秀人才、学科高端人才和突出贡献人员倾斜，建立各类别职工薪酬结构动态调整机制，适时进行薪酬结构，充分调动全院医务人员及行政管理人员积极性、主观能动性、创新创造性、鼓励疑难危重病种的诊治，强化DRG/DIP实施效果，鼓励中医药特色和高等级手术的开展，助推内科系列学科结构调整，促进医疗服务质量提升，同时，加强医院运营管理、预算管理和成本控制，提高医院整体运行效率、服务质量、技术水平和管理水平。

在考虑货币性薪酬结构的同时，在国家政策允许的前提下，也要充分考虑和综合考量医院医务人员和行政管理人员在非货币性方面的待遇和职业成长度，通过职称职务晋升、行业和学术地位提升、优美的工作环境及良好的工作氛围，得到公平公正的赞扬和鼓励、技术创新的机会、学习成长的机会以及家属所能享受的福利待遇等。

在考虑医院薪酬结构设计中，还要充分考虑医院经济运行状况、预算及财力情况。特别是薪酬预算管理，是薪酬结构设计和薪酬管理的重要环节，科学、合理、准确的薪酬预算可以保证医院在未来一段时间内的薪酬支付处于可控范围，而薪酬预算编制也对薪酬结构和医院人力资源管理提出更高的要求。在进行薪酬决策时，要综合考虑医院的财务状况、薪酬结构的合理性及医院所处的内外部环境等因素影响，确保医院薪酬结构及薪酬预算、人力成本等在医院财力可承受的范围之内，有利于医院可持续发展。

根据赫茨伯格的双因素理论，人为了自身保健和发展需要，需要有金钱的支撑，因此，在医院人力资源管理中，薪酬和激励之间具有了一种内在的密切的联系。简单而言，薪酬是一把“双刃剑”，薪酬结构体系设计合理能够很好地吸引、留住和起到激励人才的作用，可以起到卓有成效地提高医院医疗技术实力和核心竞争力的作用。如薪酬结构体系设计不合理则又会给医院带来潜在危机。在世界经济快速发展、信息网络高度发达的今天，每个组织薪酬信息传递速度越来越快，传播面越来越宽，组织里的员工更多地追求自我成就感和组织认可，另外，员工对组织的忠诚度和敬业度受到多因素影响而有所降低。所以，如何利用薪酬结构体系设计，合理切分薪酬蛋糕，稳定优秀员工，激发优秀员工的积极性，是每一个组织面临的迫切问题。作为医院，同样面临上述的问题，如何通过对薪酬结构体系的合理设计，激发优秀医务人员的积极性，是医院高层管理者面临的难题之一。

4.3.2　基本工资

基本薪酬，又称基本工资，是员工在法定工作时间内提供正常劳动所获得的最基本的回报。一般包括岗位工资、薪级工资。岗位工资是通过对各类不同岗位的价值进行评价分析后将其分为若干个等级，并与相应的薪酬相对应。岗位工资主要体现工作人员所聘岗位的职责和要求。薪级工资主要体现工作人员的工作表现和资历。基本薪酬一般与国家、地区、人力资源管理政策以及维持基本生活水平等因素相关。

公立医院的基本工资及津补贴的结构即等级、级差、标准必须严格按政府行政管理相关要求执行。事业单位岗位分为专业技术岗位、管理岗位和工勤技能岗位及若干登记，不同等级的岗位对应不同的工资标准。工作人员按所聘岗位执行相应的岗位工资标准。同时，对专业技术人员和管理人员设置65个薪级，对工人设置40个薪级，每个薪级对应一个工资标准，对不同岗位规定不同的起点薪级。工作人员根据工作表现、资历和所聘岗位等因素确定薪级，执行相应的薪级工资标准。

在目前现行医院薪酬结构体系中，基本工资一般考虑的是医务人员的学历、职称、岗位、工龄等因素，根据国家、所在省市及医院工资制度或通过劳动合同签订，共同约定的工资标准发放。相对其他薪酬项目，基本工资具有相对稳定性，主要是从保障医务人员基本生活考虑，现阶段，医院各类人员所用的基本工资是以岗位薪级工资方式发放。

根据现行有关政策，岗位工资一般仅是对岗不对人，也就是将岗位作为发放工资的主要标准或者唯一标准；而薪级工资则是对人不对岗，主要看的就是劳动者的个人工作能力。

1. 岗位设置管理

公立医院作为二类公益性事业单位，根据人事部、卫生部2007年3月19日《关于卫生事业单位岗位设置管理的指导意见》，医院实施岗位设置管理，内部岗位主要分为管理岗位、专业技术岗位（含非卫技专业技术岗，如会计、工程、审计等）和工勤技能岗位三种。根据岗位性质、职责任务和任职条件，对医院管理岗位、专业技术岗位（含非卫技专业技术岗如会计、工程、审计等）、工勤技能岗位分别划分通用的岗位等级。

（1）管理岗位：指在医院运营管理中担负领导职责或管理任务的工作岗位，管理岗位的设置要适应增强单位运转效能、提高工作效率、提升管理水平的需要。管理岗位分为10个等级，即一至十级职员，其中卫生事业单位管理岗位最高等级为三级职员岗位，共8个等级，从高到低分别对应厅级正职、厅级副职、处级正职、处级副职、科级正职、科级副职、科员、办事员。

卫生事业单位管理岗位的最高等级和结构比例根据卫生事业单位的规格、规模、隶属关系，按照干部人事管理有关规定和权限确定。

（2）专业技能岗位：指从事专业技术工作，具有相应专业技术水平和能力要求的工作岗位。在医疗机构中，主要是指取得临床所需各类执业资格的医师、护理、医技技术人员等专业技术人员，以及非卫技专业技术岗如会计、工程、审计等。专业技术岗位分为13个等级，包括高级岗位、中级岗位和初级岗位。其中，正高级的岗位包括一至四级，副高级的岗位包括五至七级；中级岗位分3个等级，即八至十级；初级岗位分3个等级，即十一至十三级，十三级是士级岗位。

卫生技术人员根据业务性质分为四类。

1）医疗预防人员：包括中医、西医、卫生防疫、寄生虫病防治、地方病防治、职业病防治、妇幼保健、卫生宣教等各方面的医疗预防专业人员。其技术职称为：主任医师、副主任医师、主治（主管）医师、医师、医士、卫生防疫员等。

2）药剂人员：包括中药、西药、药检等方面人员。其技术职称为：主任药师、副主任药师、主管药师、药剂师、药剂士、药剂员等。

3）护理人员：其技术职称为：主任护师、副主任护师、主管护师、护师、护士、护理员等。

4）其他医技人员：包括检验、理疗、病理、口腔、放射、同位素、营养、生物制品生产等领域的专业技术人员。其技术职称为：主任技师、副主任技师、主管技师、技师、技士等。

卫生事业单位专业技术高级、中级、初级岗位之间，以及高级、中级、初级岗位内部不同等级岗位之间的结构比例，根据地区经济、卫生事业发展水平以及卫生事业单位的功能、规格、隶属关系和专业技术水平，实行不同的结构比例控制。一般来说，卫生事业单位专业技术高级、中级、初级不同等级岗位之间的结构比例全国总体控制目标：二级、三级、四级岗位之间的结构比例为1∶3∶6；五级、六级、七级岗位之间的结构比例为2∶4∶4；八级、九级、十级岗位之间的结构比例为3∶4∶3；十一级、十二级岗位之间的结构比例为5∶5。

三级医院、省级及以上公共卫生机构、医疗保健机构等卫生事业单位高级专业技术岗位的比例适当高于二级医院、地市级公共卫生、医疗保健等机构；二级医院、地市级公共卫生、医疗保健等机构高级专业技术岗位的比例适当高于基层医疗卫生机构。承担医学教学、科研任务的医疗卫生机构高级专业技术岗位比例可适当提高。

对规模小、人员少、较分散的基层卫生事业单位，专业技术岗位设置的结构比例可根据实际情况实行集中调控、集中管理。具体办法由省级政府人事行政部门和卫生事业单位主管部门研究制定。

（3）工勤技能岗位：指在医院中承担技能操作和维护、后勤保障、服务等职责的工作岗位。工勤技能岗位包括技术工岗位和普通工岗位，其中技术工岗位分为5个等级，即一至五级。普通工岗位不分等级。医院中的高级技师、技师、高级工、中级工、初级工，依次分别对应一至五级工勤技能岗位。

工勤技能岗位的最高等级和结构比例按照岗位等级规范、技能水平和工作需要确定。其中，一级、二级岗位，主要应在卫生专业技术辅助岗位承担技能操作和维护职责等对技能水平要求较高的领域设置。因此，需要严格控制工勤技能一级、二级岗位的总量。

一般来说，卫生事业单位工勤技能岗位结构比例，一级、二级、三级岗位的总量占工勤技能岗位总量的比例全国控制目标为25%左右，一级、二级岗位的总量占工勤技能岗位总量的比例全国总体控制目标为5%左右。

（4）特设岗位设置：卫生事业单位中的特设岗位是根据卫生事业单位职能，以及因业务发展急需聘用高层次人才等特殊需要，经批准设置的非常设岗位。特设岗位的等级按照规定的程序确定。同时，特设岗位的设置须经主管部门审核，按程序报设区的市级以上政府人事行政部门核准。具体管理办法由各省（自治区、直辖市）根据实际情况制定。

特设岗位不受卫生事业单位岗位总量、最高等级和结构比例的限制，在完成工作任务后，应按照管理权限予以核销。

根据卫生事业单位的社会功能、职责任务、工作性质和人员结构特点等因素，综合确定卫生事业单位三类岗位总量的结构比例。卫生事业单位应保证专业技术岗位占主体，原则上不低于单位岗位总量的80%。卫生专业技术岗位中医、药、护、技各职种应当根据实际工作需要科学设置，并符合有关标准和规定。管理岗位、工勤技能岗位的设置，应保持相对合理的结构比例。鼓励卫生事业单位后勤服务社会化，已经实现社会化服务的一般性劳务工作，不再设置相应的工勤技能岗位。以某大型三甲综合医院为例，根据国家卫生健康委员会三级综合医院评审细则对人员配置的要求（表4-7）。

1）卫生技术人员与开放床位之比不低于1.15∶1（4229∶2596＝1.63∶1）；

2）卫生技术人员占全院总人数＞70%（4229/4838＝0.87×100%＝87%）；

3）护理人员占卫生技术人员总人数＞50%（2083/4229＝0.4926×100%＝49.26%）；

4）病房护士与病房实际开放床位数之比不低于0.4：1；

5）全院工程技术人员占全院技术人员总数比例不低于1%（146/4375＝0.03×100%＝3%）；

表4-7 某拥有2500床的大型三甲综合医院人员配置情况

岗位	卫生专业技术人员					非卫生专业技术人员	管理岗位人员	工勤技能岗位人员	合计
	医教研	护理	药剂	医技	小计				
人数	1457	2083	206	483	4229	146	199	1423	5997
各岗位比例	24.30	34.73	3.44	8.05	70.52	2.40	3.32	23.73	100

备注：编制人数＝床位数 × 人床比 ×0.9×0.5＋［年门（急）诊总诊疗人次数］×1.13‰×0.5。

2．岗位工资

岗位工资是指以岗位劳动责任、劳动强度、劳动条件等评价要素确定的岗位系数为支付工资报酬的根据，工资多少以岗位为转移，岗位成为发放工资的唯一或主要标准的一种工资支付制度。它主要的特点是对岗不对人，岗位工资有多种形式，主要有岗位效益工资制、岗位薪点工资制、岗位等级工资制。医院在薪酬结构体系设计中，实行岗位工资，要对医院各工种进行科学的岗位分类和岗位劳动测评，岗位工资标准和工资差距的确定，要在岗位测评的基础上，引进市场机制参照医疗行业中各类人员薪酬平均水平、国家政策要求、医院经济运行及财力支撑等因素综合考量后加以合理确定。

在薪酬管理实务中，有一种看法是，岗位工资制是按照职工在生产工作中的不同岗位确定工资，并根据职工完成规定的岗位职责情况支付劳动报酬的工资制度。岗位工资标准是根据各岗位的技术高低、风险大小、劳动强度和劳动条件等因素确定的。它是将劳动组织和工资制度密切结合的一种分配形式。一般是一个岗位一个工资标准，当然，有技术业务熟练程度差别的岗位，则采用两个或两个以上的工资标准。

岗位工资计算公式如下：

$$S=K\times(1+N\times Q)$$

S－岗位工资；K－岗位工资基数；N－所在岗位的职级数；Q－级差系数。

3．薪级工资

薪级工资，一般是指因工作人员的工作表现和资历而设立的工资薪级。根据《事业单位专业技术人员薪级工资套改表》《事业单位管理人员薪级工资套改表》《事业单位技术工人薪级工资套改表》《事业单位普通工人薪级工资套改表》等相关政策文件，薪级工资标准由相应的“薪级”确定，对专业技术人员和管理人员设置65个薪级，对工勤人员设置40个薪级，每个薪级对应一个工资标准。薪级需要由“不同级别的岗位上的具体任职年限”和“套改年限”两个信息确定。在医院薪酬管理实际中，医院工作人员按现聘岗位套改的薪级工资，如低于按本人低一级岗位套改的薪级工资，可按低一级岗位进行套改，并将现聘岗位的任职年限与低一级岗位的任职年限合并计算。

公立医院作为公益性二类事业单位，医院薪酬结构体系设计主要是由岗位工资和薪级工资组成，外加国家和省市有关政策规定的津贴和补贴，以及医院自行制定分配方案的绩效等，而且岗位工资和薪级工资采用全国统一的标准和级次。薪级工资一般是工龄工资，除了跟医院工作人员工作年限有关外，还跟医院工作人员的职称以及任职年限有关。

4.3.3 绩效工资

1．绩效工资概述

绩效工资主要体现工作业绩和实际贡献，强化激励，定时考核发放。国家根据各事业单位社会公益目标任务完成情况、绩效考核情况、事业发展、岗位设置和经费来源等因素，对事业单位的绩效工资实行总量调控。国家对公立医院的绩效实行倾斜政策。《关于开展公立医院薪酬制度改革试点工作的指导意见》明确提出，公立医院将实行薪酬制度改革，允许医疗卫生机构突破“现行事业单位工资调控水平”这道天花板，允许医疗服务收入扣除成本并按规定提取各项基金后主要用于人员奖励。另外，《关于扩大公立医院薪酬制度改革试点的通知》提出，推动建立多劳多得、优绩优酬的激励机制，进一步调动医务人员积极性。

表4-8体现了某医院绩效向医护等临床一线人员倾斜的政策。医师、护士人数占总人数的72%，其绩效发放占总绩效比重近78%。

表4-8　某医院绩效工资比重

人员类别	各类别人数占总人数比重（%）	各类别人员绩效占总绩效比重（%）
医师	29.53	41.01
护士	42.52	36.24
医技药剂及实验室等	15.54	13.57
行政后勤	12.41	9.17
合计	100.00	100.00

与基本薪酬相比，绩效工资是随着个人、团队、科室、医院的业绩变化而变化的。医院通过可变薪酬的灵活运用适时调整医务人员的行为，使其与医院经营目标相适应，系统地把医院战略目标转化为各级学科及职工的行动指南，确保医院所有职工明确规划目标，行动产出的效能符合医院战略规划和建设需求。多数医院建立以岗位价值、工作量、医疗服务产出、医疗风险价值、医德医风、服务满意度等综合积分的绩效考核指标，结合科研、教学管理成果、成本管控效果以及医疗安全管理依据等，形成院科两级复合型绩效考核体系。医疗工作绩效方案根据医院员工工作岗位和工作性质的不同划分为医师、护理、医技3个不同的系统。根据其各自不同的工作关键绩效指标（Key Performance Indicator，KPI），分析其工作所需的技术、时间、风险程度、消耗的资源与成本、结果质量等，设计相应的绩效分配模型。医改政策导向从“多劳多得”走向“优劳优得”，从鼓励医师追求规模服务量来滚动绩效，到追求难度、复杂度系数高的病种转变，向质量效益要管理成效，避免过度医疗。医院从考核制度上侧重于激励强度大，难度高的医疗技术，同时提升标准化、专业化和精细化管理水平，全面强化医院质量管理能力，进一步规范医疗服务行为，更好地为患者提供优质的医疗卫生服务。

2. 绩效管理

绩效管理是对医院运营过程中的全流程精细化管理，包含多种绩效要素，建立综合绩效管理体系，形成不同层次考核、多种方法组合的绩效管理整体设计。针对不同科室和人员采用适合的科级绩效考核办法，有效发挥医院绩效管理组合的效果。职务风险系数纳入绩效考核要素，体现不同岗位承担职务风险与绩效的匹配。绩效管理应重点关注两方面：

一方面，绩效管理要体现医务人员的技术劳务价值和医院成本管控意识，这样才有利于调动医务人员工作的积极性。更重要的是，需要对早期 RBRVS 绩效评估体系进行优化，建立复合型全面绩效管理体系，通过多维度、多层面扩大绩效管理考核范围；深入考核病例组合指数（Case mix index，CMI）、手术等级、临床判断能力等指标，覆盖医、教、研各领域，淡化单一医疗业务积分制，促进学科建设和人才培养，体现绩效管理的前瞻性和主动性，有利于体现医院战略目标和发展规划。

另一方面，绩效管理要“量体裁衣”，能充分考虑到医院的实际情况，全面纳入医疗、教学、科研、人才、服务的各个方面指标，切实地评价医院运行过程中各环节的各项工作。所有指标都清晰传达医院希望个人在团队中高效工作的目的及医院的不同部门互相密切合作的目标。

医院在核定的绩效工资总量内进行自主分配。要充分体现医、护、技药、管等不同岗位差异，兼顾不同学科之间的平衡，向关键和紧缺岗位、高风险和高强度岗位倾斜，向高层次人才、业务骨干和做出突出成绩的医务人员倾斜，向人民群众急需且人才短缺的专业倾斜，体现知识、技术、劳务、管理等要素的价值，避免大锅饭。推动医院编制内外人员同岗同薪同待遇。严禁向科室和医务人员下达创收指标，医务人员的个人薪酬不得与药品、卫生材料、检查、化验等业务收入挂钩。医院要制定绩效工资考核评价办法，综合考虑岗位工作量、服务质量、行为规范、技术能力、医德医风和患者满意度等因素，考核结果要与医务人员绩效工资挂钩。

在工作量核算的基础上，要进一步充分考虑科研、教学绩效的重要性。为适应医院学科建设发展需要，进一步提高科研人员积极性，鼓励开展高水平科学研究，对学术论文、出版著作、科研成果、授权专利、科研项目和匹配经费等设置绩效激励和管理办法。教学管理综合教学工作贡献度、教学成果、教材编写、课程建设、教学论文等维度设置绩效激励和管理办法，更好地规范医院教学奖励管理，对其使用和审批做出明确规定，通过表彰和激励在教学工作中的先进集体和个人，提高医务人员在临床医学教学工作中的积极性和创造性。

未来，随着新一轮医疗体制改革的不断深化，医改各项政策的落地推进，对公立医院经济管理提出更高的要求，而绩效管理与评价在公立医院经济管理中显得更加重要。在国家政策要求和公立医院内部管理需要的背景下，如何完善激励机制和分配制度，落实“两个允许”（即允许医疗卫生机构突破现行事业单位工资调控水平，允许医疗服务收入扣除成本并按规定提取各项基金后主要用于人员奖励），建立符合医疗行业特点的薪酬结构，优化和提升绩效管理制度，创建以社会公益性和运营效率为考核重点的评价体系，进而强化全员主动性，提升技术水平以及服务质量，具体可从以下方面展开：

（1）优化医院绩效工资结构：结合公立医院的公益性定位、工作特点和本地实际，以及不同公立医院的功能定位和医、护、技、药、管等不同岗位职责的要求，结合医院经济效益情况，合理确定医院绩效工资结构，注重医务人员长期激励。按照职务、风险、岗位及工作量等情况，完善各个岗位系列绩效工资管理制度，有条件的医院可探索实行年薪制、协议工资制等多种模式。

（2）合理确定医院绩效工资水平：按照“两个允许”的要求，在现有医院薪酬水平基础上合理确定医院的绩效水平和绩效工资总量，逐步提高诊疗费、护理费、手术费等体现技术含量价值医疗服务收入在医院总收入中的比例。对高层次人才聚集、公益目标任务繁重，承担科研、教学任务以及需要重点发展的公立医院，或绩效考评评价结果优秀的公立医院，适当提高绩效工资水平。建立动态调整机制，稳步提高医务人员薪酬水平。

（3）调整科研绩效评价机制：2020 年 7 月，人力资源和社会保障部办公厅、教育部办公厅《关于深化高等学校教师职称制度改革的指导意见（征求意见稿）》提出，要克服唯学历、唯资历、唯“帽子”、唯论文、唯项目等倾向。不简单把论文、专利、承担项目、获奖情况、出国（出境）学习经历等作为限制性条件。逐步规范学术论文指标，论文发表数量、论文引用榜单等仅作为评价参考，不以 SCI（科学引文索引）等论文相关指标作为前置条件和判断的直接依据。不得简单规定获得科研项目的数量和经费规模等条件，推行代表性成果评价。结合学科特点，探索项目报告、研究报告、技术报告、工程方案、教案、著作、论文等多种成果形式。注重标志性成果的质量、贡献、影响，突出评价成果质量、原创价值和对社会发展的实际贡献。因此，破五唯的新规定，给医院科研绩效评价提出了挑战，工作成果不简单以发表论文、获得奖项等进行比较评价，如何注重质量评价，防止简单量化、重数量轻质量，建立并实施有利于潜心研究和创新的评价制度是医院要进一步重点思考和设计的问题。

4.3.4 工资性津贴和补贴

根据事业单位津贴补贴发放规定及标准，作为事业单位的公立医院，在薪酬结构体系设计中，津贴补贴作为一种辅助形式，是对医务人员额外劳动付出的一种补偿，一般是指补偿医务人员在特殊条件下的劳动消耗及生活费额外支出，或者在医院担任特殊的职务，或为医院做出特殊贡献的工资。例如艰苦边远地区津贴、特殊岗位津贴、改革性补贴。

我国实行统一的津贴补贴标准，发放标准按国家和省正式批准的方案执行。《关于深化事业单位工作人员收入分配制度改革的意见》明确要求规范特殊岗位津贴补贴管理。国家统一制定特殊岗位津贴补贴政策和规范管理办法，明确实行特殊岗位津贴补贴的基本条件，健全特殊岗位津贴补贴动态调整机制、规范审批程序。加强对特殊岗位津贴补贴执行情况的管理和监督，除国务院以及人力资源和社会保障部、财政部外，任何地区、部门和单位不得自行建立特殊岗位津贴补贴项目、扩大实施范围和提高标准。

1. 津贴

包括补偿职工特殊或额外劳动消耗的津贴，保健性津贴，技术性津贴，年功性津贴及其他津贴。

（1）岗位性津贴：又称劳动性津贴，是指为了补偿职工在某些特殊劳动条件岗位劳动的额外消耗而建立的津贴。如夜班工作的夜班津贴，高温环境工作的高温津贴等。职工在某些劳动条件特殊的岗位劳动，需要支出更多的体力和脑力，因而需要建立津贴，对这种额外的劳动消耗进行补偿。这种类型的津贴具体种类最多，使用的范围最广。

（2）保健性津贴：包括卫生防疫津贴、医疗卫生津贴、科技保健津贴、各种社会福利院职工特殊保健津贴等。

（3）技术性津贴：包括特级教师补贴、科研津贴、工人技师津贴、中药老药工技术津贴、特殊教育津贴等。

（4）年功性津贴：包括工龄津贴、教龄津贴和护士工龄津贴等。

（5）其他津贴：包括直接支付给个人的伙食津贴（火车司机和乘务员的乘务津贴、航行和空勤人员伙食津贴、水产捕捞人员伙食津贴、专业车队汽车司机行车津贴、体育运动员和教练员伙食补助费、少数民族伙食津贴、小伙食单位补贴等）、合同制职工的工资性补贴以及书报费等。

2. 补贴

是为了保证职工工资水平不受物价上涨而导致影响的一种福利性工资。主要包括车补、话费补贴、餐费补贴、住房补贴等。补贴主要是用来降低物价变动对劳动报酬的实际购买力影响的一种手段，相对于津贴，补贴与工作性质的联系相对较弱。国家规定的补贴主要有：

（1）国家统一津贴补贴：是指国务院或国务院授权的人力资源和社会保障部（原人事部）、财政部出台的津贴补贴。包括艰苦边远地区津贴、岗位津贴等。

（2）规范津贴补贴：是指根据《中央纪委、中央组织部、监察部、财政部、人事部、审计署关于规范公务员津贴补贴问题的通知》规定，并归地方和部门原自行发放津贴补贴和奖金项目后设立的津贴补贴。

（3）改革性补贴：是指根据推进福利待遇货币化改革的需要，通过转化原有用于职工福利待遇的资金，向职工直接发放的货币补贴。包括住房分配货币化改革补贴、交通补贴等。

（4）奖励性补贴和其他：是指除国家统一规定的津贴补贴、规范津贴补贴、改革性补贴之外发放的奖励性补贴和根据中央组织部、原人事部《关于印发〈公务员奖励规定（试行）〉的通知》规定发放的奖金。

简单地说，津贴与补贴都包含在薪酬当中。津贴和补贴本质上没有区别，但是补贴是对日常生活费用开支的补助，侧重于生活性；而津贴是对额外和特殊劳动消耗的补偿，侧重于生产性。随着国家明确实行特殊岗位津贴补贴的基本条件，公立医院津贴补贴的发放必须按国家相关政策执行。

根据国家统计局《关于工资总额组成的规定》第八条的规定，津贴和补贴是指为了补偿职工特殊或额外的劳动消耗和因其他特殊原因支付给职工的津贴，以及为了保证职工工资水平不受物价影响支付给职工的物价补贴。

4.3.5　社会保险费

社会保险是指通过国家立法的形式，以劳动者为保障对象，以劳动者的年老、疾病、伤残、失业、死亡等特殊事件为保障内容、以政府强制实施为特点的一种保障制度。

社会保险费按照国家人力资源和社会保障部制定的有关政策缴纳，包括养老保险、医疗保险、失业保险、工伤保险和生育保险。其中养老保险、医疗保险和失业保险，这三种险是由医院和医务人员个人共同缴纳，工伤保险和生育保险完全是由医院承担，医务人员个人不需要缴纳。缴纳社会保险是国家强制性的要求，如果不缴纳，会受到相应的处罚。医院按有关规定应付给社会保障机构的各种社会保障费，包括城镇职工基本养老保险费、失业保险费、基本医疗保险费等，要在每月发放职工工资中代扣代缴，在规定时间内向所在地税务机关申报缴纳。

4.3.6 住房公积金

住房公积金制度是一种社会性、互助性、政策性的住房社会保障制度，有利于筹集、融通住房资金，大大提高了职工的商品房购买能力。发展住房金融是深化城镇住房制度改革的目标之一，也是城镇住房制度改革得以进一步推行的动力。从国务院发布《关于深化城镇住房制度改革的决定》及《关于进一步深化城镇住房制度改革加快住房建设的通知》，我国城镇已开始全面推行和不断完善住房公积金制度。

住房公积金制度是指由职工所在的国家机关、国有企业、城镇集体企业、外商投资企业、城镇私营企业以及其他城镇企业、事业单位及职工个人缴纳并长期储蓄的住房公积金，用于日后支付职工家庭购买或自建自住住房、私房翻修等住房费用的制度。

参加住房公积金制度的职工并不能保障获得一套住房，公积金制度的强制储蓄，完全体现自我承担风险。住房公积金制度的保障性是指通过强制单位和职工按其工资的一定比例上交用于住房储蓄，可保证职工在购买住房时获得一笔稳定的政策性住房抵押贷款。如果这笔储蓄没有动用，职工在退休后还可能取出用作养老金，弥补养老保障的不足。医院按有关规定应付给所在省市住房公积金中心的医院和医务人员个人共同缴纳的住房公积金，在每月发放职工工资中代扣代缴，在规定时间内向所在地住房公积金中心申报缴纳。

4.3.7 其他

其他是指除了基本工资、津贴补贴、绩效、社会保险及住房公积金以外的薪酬项目，如医院为满足医务人员的生活需要，在货币性薪酬收入之外，以工会名义或福利费形式向医院职工本人及家属提供的货币、实物及一些服务形式，包括医院医务人员享受职工食堂用餐优惠、职工保健、托儿所等集体福利，以及为医院职工在生活、住房、交通等所发放的各项补贴和非货币性福利等，另外还有按照国家有关政策规定发生的其他职工福利费，如丧葬补助费、抚恤费、安家费、探亲路费等。其范围、额度和标准按国家的相关文件执行。

总之，薪酬结构体系设计是医院薪酬管理的重点。因医院所处的地区不同、规模不同、发展阶段不同，员工构成不同等因素，各个医院薪酬结构体系往往是有所差别的。因此，医院薪酬结构体系的组成部分和各自所应占的比重也很难有固定的模式，在医院薪酬管理实际中，只要能够达到吸引医院优秀人才、调动医务人员积极性且达到有效控制医院成本的目的，那么这家医院其薪酬结构体系就可以认为是可行的。

4.4　特殊薪酬：年薪制与协议工资制

按照国家对于引进紧缺或高层次人才有关文件精神，作为公益类事业单位的医院，也可采取年薪制、协议工资制、项目工资等灵活多样的薪酬方式引进紧缺或高层次人才。社会的发展是人才的发展，时代的竞争是人才的竞争。作为医院，要想在新时代实现医院的新发展，打造医院的新突破，必须要在人才竞争上赢得决胜。在医院薪酬管理中，要融合各种薪酬发放方式，以更有利于实现医院战略目标为方向。

4.4.1　年薪制

年薪制是为探索和建立有效的激励与制约机制，使从事医疗、教学、科研和管理的医务人员获得与其责任和贡献相符的报酬，医院依据自身规模和运营业绩，以年度为单位支付医务人员收入的一种分配制度。就目前试行年薪制的企业化管理医疗机构来看，主要是由基本年薪和风险年薪两部分组成。以一个较长的经营周期（通常为年）为单位，按此周期确定薪酬方案，并根据个人贡献情况和医院运营成果发放报酬的一种人力资本参与分配的工资报酬与激励制度。从人力资源的角度看，年薪制是一种有效的激励措施，对提升医院综合绩效考核有很大的作用。年薪制突破了薪资机构的常规，对高级职称医务人员来说，年薪制代表身份和地位，能够促进人才的建设，也可以提高年薪者的积极性。但薪酬中的很大一部分年薪制是和本人的努力及所负责业务运营好坏情况相挂钩的，因此也具有较大的风险和不确定性。

年薪制有利于把医务人员工作目标与医院制定的战略目标有机联系起来，使从业者的目标与医院管理层的目标一致，形成对医务人员的有效激励和约束。年薪制的模式目前大致有如下五种。

1. 基薪＋津贴＋养老金计划

薪酬水平：一般基薪可达到所在地职工平均工资的 2～4 倍，正常退休后的养老金水平为当地职工平均养老金水平的 2 倍。

考核指标：目标是否实现，当年任务是否完成。

激励作用：稳定体面的薪酬和生活保证是主要的激励力量来源，而退休后更高生活水准可以起到约束短期行为的作用。

2. 单一固定年薪

薪酬水平：相对较高，和年度工作目标挂钩。实现目标后可得到事先约定好的固定数量的年薪。

考核指标：明确具体，如工作量、医疗技术创新率、四级手术量、科研产出量、科技成果转化率等。

激励作用：激励作用很大，但易引发短期化行为。

3. 多元化型模式

薪酬水平：基薪＋津贴＋风险收入（绩效）＋养老金计划

考核指标：确定基薪时要依据医院自身运营及财力情况。参考医院所在方阵行业平均目标水平来考核评价医务人员的业绩。

激励作用：多元化结构的报酬方案更具有激励作用。不同地区考核指标难以统一。

年薪制是国际通行的一种针对高层次人才的报酬分配制度，具有特定的规范要求和分享标准以及原则，从医疗机构来看，设计良好的年薪制可以起到有效激励和规范医务人员行为的作用。

4. 年薪制的优点

(1)年薪制可以充分体现从事医疗、教学和科研等工作人员劳动贡献。

(2)年薪结构中，除了基本薪金外，风险收入有利于在责任、风险和收入对等的基础上加大激励力度。

(3)高薪养廉。高薪不仅能对从业者产生激励，同时也对抑制“医疗腐败”行为起了积极的预防作用。医务人员取得较满意的收入，从而在一定程度上削弱了通过职业特长所带来的腐败损害医院和行业的行为。

5. 年薪制的缺点

(1)年薪制无法调动从业者的长期行为。

(2)年薪制在信息不对称的情况下，会导致从业者行为短期化。

任何一种薪酬的支付都是以其绩效考核的结果为量度的，传统的薪酬主要是面向过去，而年薪制在相当大的程度上是面向未来，年薪的制定不是简单地依据过去的业绩，同时更取决于接受者所具备的工作能力和贡献潜力。年薪制在国外更加普遍，在我国特别是在医疗卫生行业中，目前也只是试探性的探索。

按照现代人力资源的管理学说，用人单位根据“因事设岗”的原则，年薪制有其积极的方面，却并不一定适用于所有医院。只有那些能够进行有效绩效评估的医院和有着良好文化、团结的医院才能够运用得好。薪酬的制定并不是孤立的，而是与人力资源其他方面相辅相成，互促互补的。

4.4.2 协议工资制

所谓协议工资制，是指聘用单位根据聘用人员的工作岗位、工作能力和贡献大小，双方平等协商确定劳动报酬的一种工资制度。协议工资由岗位工资、绩效奖及津贴补贴三部分构成，按同类在职人员档案工资水平测定，双方每年协商确定一次。低职可以高聘，高职也可低聘，实行一岗一薪，岗变薪变。对引进聘用的高层次人才实施特殊政策，即协议工资一事一议制，以确保高层次人才引得进、留得住。

协议工资制是工资数额由用人单位与劳动者协商达成一致，用人单位招用劳动者时在劳动合同中注明劳动报酬。无论《中华人民共和国劳动法》还是《劳动合同法》都没有关于“协议工资制”这个名词，劳动法和劳动合同法适应对象并不包括事业单位工作人员，也就是说基层医疗卫生机构的医务人员并不在劳动法保护范围内。针对医务人员的《事业单位人事管理条例》中关于事业单位工作人员工资制度的规定是，国家建立激励与约束相结合的事业单位工资制度。事业单位工作人员工资包括基本工资、绩效工资和津贴补贴。事业单位工资分配应当结合不同行业事业单位特点，体现岗位职责、工作业绩、实际贡献等因素。对于协议工资制，这个条例没有规定。有些省份出台的《事业单位聘用人员实行协议工资制试行办法》规定，这些改革地区事业单位新招聘人员全部实行协议工资制，高层次人才协议工资实行一事一议，档案工资不再作为发放工资的依据。协议工资制是应对人才竞争压力，稳定现有人才队伍的需要。这样的“协议工资制”鼓励人才，推崇人才，尊重人才。特别是赢得年轻人才加入医院，协议工资制，可以起到打造新时代“人才竞争和谐”，能够鼓励人才脱颖而出。

根据协议工资制方案，医院可对部分关键岗位、高层次人才、业务骨干和做出突出成绩的在职人员在一定期限内实施协议工资制，执行标准为医院二至四级专业技术岗位人员平均工资水平。若相关人员为该校二、三级专业技术岗位人员，则执行为期三年的协议工资，在协议工资中提高了绩效工资部分。这种提高，让人才的价值凸现，必然鼓励更多的人在真才实学的道路上拼搏向前，这也正是一所医院应该有的医学学术风尚。

为鼓励青年医师建功立业，对于在医、教、研方面做出杰出业绩的青年医师，可按二、三级专业技术岗位人员平均工资标准申请执行协议工资。在国内大部分的医院，论资排辈、论职称拿工资已经是习以为常。这种现象压抑了青年医师的工作积极性。通过协议工资制，可以让青年医师的朝气与勇气、锐气与智慧尽快发挥出来，实现自己的价值。

4.5 人力成本与工资总额

4.5.1 人力成本

国际劳工组织在 1966 年对人力成本的定义为：人力成本是指雇主因雇佣劳动力

而发生的费用，包括：对已完成工作的报酬；对有关未工作而有报酬的时间、红利和赏金；食品、饮料费用的支付以及其他实物支付；雇主负担的工人住房费用；为雇员支付的社会保险费用；员工技术培训费用；福利服务和其他费用（如工人的上下班交通费、工作服费和招工费用），人力成本的税收。医院人力成本也可称为医院人员经费，是指医院在医疗活动中用于和支付给医务人员和管理人员的全部费用。

按照人社部有关文件，人力成本包括七个组成部分。

（1）从业人员劳动报酬：在岗职工工资总额、聘用、留用的离退休人员的劳动报酬、人事档案关系保留在原单位的人员劳动报酬、外籍及港澳台方人员劳动报酬。其中，在岗职工工资总额是指企业在报告期内直接支付给在岗职工的劳动报酬总额，包括基础工资、职务工资、级别工资、工龄工资、计件工资、奖金、各种津贴和补贴等。

不在岗职工生活费，是指企业支付给已经离开本人的生产或工作岗位，但仍由本企业保留劳动关系职工的生活费用。

（2）社会保险费用：指企业按有关规定实际为使用的劳动力缴纳的养老保险、医疗保险、失业保险、工伤保险和生育保险费用，包括企业上缴给社会保险机构的费用和在此费用之外为使用的劳动力支付的补充养老保险或储蓄性养老保险、支付给离退休人员的其他养老保险费用。

（3）住房费用：指企业为改善本单位使用的劳动力的居住条件而支付的所有费用，具体包括企业实际为使用的劳动力支付的住房补贴、住房公积金等。

（4）福利费用：指企业在工资以外实际支付给单位使用的劳动力个人以及用于集体的福利费的总称，主要包括企业支付给劳动力的冬季取暖补贴费（也包括企业实际支付给享受集体供暖的劳动力个人的部分），医疗卫生费、计划生育补贴、生活困难补助、文体宣传费、集体福利设施和集体福利事业补贴费以及丧葬抚恤救济费等。

（5）教育经费：指企业为劳动力学习先进技术和提高文化水平而支付的培训费用（包括为主要培训本企业劳动力的技工学校所支付的费用）。

（6）劳动保护费用：指企业购买劳动力实际享用的劳动保护用品、清凉饮料和保健用品等费用支出。

（7）其他人力成本：指不包括在以上各项成本中的其他人力成本项目。例如，工会经费，企业因招聘劳动力而实际花费的招工、招聘费用、解聘、辞退费用等。

4.5.2 工资总额

根据国家统计局《关于工资总额组成的规定》(国家统计局1号令)，对单位的工资总额范围以及不列入工资总额的项目做了明确规定。工资总额的计算应以直接支付给职工的全部劳动报酬为根据。各单位支付给职工的劳动报酬以及其他根据有关规定支付的工资，不论是计入成本的还是不计入成本的，不论是按国家规定列入计征奖金税项目的还是未列入计征奖金税项目的，不论是以货币形式支付的还是以实物形式支付的，均应列入工资总额的计算范围。

工资总额由下列六个部分组成：计时工资、计件工资、奖金、津贴和补贴、加班加点工资、特殊情况下支付的工资。

(1)计时工资：是指按计时工资标准(包括地区生活费补贴)和工作时间支付给个人的劳动报酬，包括对已做工作按计时工资标准支付的工资；实行结构工资制的单位支付给职工的基础工资和职务(岗位)工资；新参加工作职工的见习工资(学徒的生活费)；运动员体育津贴。

(2)计件工资：是指对已做工作按计件单价支付的劳动报酬，包括实行超额累进计件、直接无限计件、限额计件、超定额计件等工资制，按劳动部门或主管部门批准的定额和计件单价支付给个人的工资；按工作任务包干方法支付给个人的工资；按营业额提成或利润提成办法支付给个人的工资。

(3)奖金(或绩效)：是指支付给职工的超额劳动报酬和增收节支的劳动报酬，包括：生产奖；节约奖；劳动竞赛奖；机关、事业单位的奖励工资；其他奖金。

(4)津贴和补贴：是指为了补偿职工特殊或额外的劳动消耗和因其他特殊原因支付给职工的津贴，以及为了保证职工工资水平不受物价影响支付给职工的物价补贴。津贴包括补偿职工特殊或额外劳动消耗的津贴、保健性津贴、技术性津贴、年功性津贴及其他津贴。物价补贴包括为保证职工工资水平不受物价上涨或变动影响而支付的各种补贴。

(5)加班加点工资：是指按规定支付的加班工资和加点工资。

(6)特殊情况下支付的工资：包括根据国家法律、法规和政策规定，因病、工伤、产假、计划生育假、婚丧假、事假、探亲假、定期休假、停工学习、执行国家或社会义务等原因按计时工资标准或计时工资标准的一定比例支付的工资；附加工资等。

下列各项不列入工资总额的范围：

（1）根据国务院发布的有关规定颁发的发明创造奖、自然科学奖、科学技术进步奖和支付的合理化建议和技术改进奖以及支付给运动员、教练员的奖金；有关劳动保险和职工福利方面的各项费用。

（2）有关离休、退休、退职人员待遇的各项支出。

（3）劳动保护的各项支出。

（4）稿费、讲课费及其他专门工作报酬。

（5）出差伙食补助费、误餐补助、调动工作的旅费和安家费。

（6）对自带工具、牲畜来企业工作职工所支付的工具、牲畜等的补偿费用。

（7）实行租赁经营单位的承租人的风险性补偿收入。

（8）对购买本企业股票和债券的职工所支付的股息（包括股金分红）和利息。

（9）劳动合同制职工解除劳动合同时由企业支付的医疗补助费、生活补助费等。

（10）因录用临时工而在工资以外向提供劳动力单位支付的手续费或管理费。

（11）支付给家庭工人的加工费和按加工订货办法支付给承包单位的发包费用。

（12）支付给参加企业劳动的在校学生的补贴。

（13）计划生育独生子女补贴。

医院可参照上述规定确定薪酬总额的范围和具体的统计办法。医院在实际操作中，要根据医院实际情况及医院预算、财力可承受范围等，因时因地确定薪酬总额，可适当提升薪酬总额占业务支出的比重，逐渐突破 40% 及以上。其中，绩效占业务收入比重一般在 20% 左右为合理区间，运营效率较高的医院，可逐渐突破 20% 及以上。

4.5.3 医院薪酬规划

1．划定薪酬总额区间

对医院的经营情况进行分析，特别是对可投入的人力成本进行规划与预算，在不超过业务支出 40% 的区间进行测算。但各个医院情况不同，有的医院如果定 40% 有可能收支结余为负数，所以要根据医院的实际情况进行测算。

2．确定薪酬结构，明确薪酬的组成部分和相对占比

薪酬结构是组成薪酬总量的各部分及其在薪酬总量中的比重。医院薪酬结构一

般包括基本工资、津贴补贴、绩效工资、福利费用四大部分。

（1）开展薪酬调查，确定医院医、护、技、管和工勤等人员薪酬水平及薪酬结构占比。

（2）对医院的组织结构特别是核算和分配单元进行梳理和规范。

（3）开展定岗定编工作，对全院的各级各类人员进行核定和规划。

3．制定绩效评估办法

建立与薪酬发放特别是可变薪酬发放相关联的机制，完善医院绩效管理机制和绩效考核流程，强化绩效评估、考核、核算的合理性，并进行动态调整。

4．制定薪酬发放的评估和监控机制

薪酬调查是医院人力资源管理部门按照一定的方法和规范对其他医院专业人员的薪酬结构以及支付水平进行调查，其目的是医院以合理的薪酬水平吸引所需求的人才。薪酬调查的主要内容一般为同类别医院总体的人力成本情况、薪酬结构以及占比，各类人员人力成本占比，同类岗位人员实际薪酬所得等。调查方法可以通过查阅公开的报告与数据，向医院管理咨询公司或专业的数据调查公司获得，通过向医院的人力资源管理人员了解，向医院相应的员工了解，也可以向到本院应聘人员了解等。但总体来说，要想准确了解到兄弟医院的薪酬情况是一件比较困难的事，因为无论是从管理者还是员工本人，薪酬都是属于“隐私性”内容，很多时候是医院的人力资源管理人员获取大量数据后进行再加工，来推断兄弟医院的薪酬水平及其他相关情况，如考核办法、发放形式等。

医院应根据实际情况，适时修订和调整，使薪酬总额设定有助于医院战略目标的实现。

4.6 薪酬结构的评估

薪酬发放后，人力资源管理部门还需要进行发放情况的合理性和公平性检验、对照以下薪酬分配的关键原则进行评估。

（1）薪酬占医疗收入和医院总成本的比例的合理性。

（2）医疗人员、护理人员、技术人员、药剂人员、管理人员以及工勤人员的薪酬额度分别占薪酬总额的比例，各类人员类别以及同类人员内部的薪酬收入差距等，分析各类人员同一职称或职务级别的差额的合理性。如出现重大偏差则需要分析原因并进行适度的调控。

（3）调控的总体原则应该考虑医务人员培养周期长、职业风险高、技术难度大、责任担当重等特点，着力体现医务人员技术劳务价值，合理确定医务人员收入水平，做到多劳多得、优绩优酬，重点向临床一线、业务骨干、关键岗位和有突出贡献的人员倾斜，合理拉开收入差距。

薪酬结构的结果一定是首先考虑适应性，因此，确定薪酬结构的理念是薪酬结构应与医院发展目标相适应，支持医务人员完成工作以适应医院的战略目标，这样的医院才会成功，这样的薪酬结构才会激励医务人员的行为与医院目标相一致。

（杨玉云　陈财柳）

第 5 章　医院薪酬管理现状与发展趋势

5.1　医院薪酬管理现状及存在问题

5.1.1　当前医院薪酬制度、水平及特点

医院可分为公立医院和民营医院。民营医院的薪酬制度相对灵活。因此公立医院是我们考虑的重要部分。公立医院作为我国医疗服务的主力军，属于差额拨款事业单位（公益二类事业单位），执行事业单位统一的工资制度、工资政策和工资标准。2006 年，在事业单位工作人员收入分配制度改革中启动公立医院岗位绩效工资制度，目前实行的薪酬制度体系主要包括岗位工资、薪级工资、绩效工资和津补贴四个部分：岗位工资体现岗位对应的基本薪酬，薪级工资主要根据个人表现和资历来判定，每个薪级对应一个工资标准，不同岗位的起点薪级不同；绩效工资关注的是实际贡献，多与院科级绩效考核挂钩；津补贴是对特殊岗位和特殊人才进行的特殊政策倾斜。

根据国家卫生健康委员会办公厅《关于 2018 年度全国三级公立医院绩效考核国家监测分析有关情况的通报》和国家卫生健康委员会办公厅《关于 2019 年度全国三级公立医院绩效考核国家监测分析有关情况的通报》的考核结果，人员支出占业务支出比重平均值从 2017 年 34.41% 上升至 2018 年 35.45%，2019 年再同比提升 0.49 个百分点，可见医务人员薪酬水平得到提高，人员支出结构得到优化，“两个允许”政策得到了积极落实，公立医院医务人员薪酬水平得到一定程度提高。当然这数据是平均数，不排除部分医院收支结余和薪酬水平存在参差不齐的情况。同时，全国公立医院在人才和人事管理方面发生了人才结构优化，人才培养更有效果，科研积极性更高，科研成果更有价值等方面积极的变化，由于人才和人事管理往往和薪酬激励紧密关联，公立医院薪酬制度试点改革和薪酬激励作用已发挥出一定的作用。

同时，《通报》显示薪酬经费来源结构也得到优化。一方面，医疗服务收入（不含药品、耗材、检查检验收入）占医疗收入比例稳步提升，从 2017 年 26.13% 上升

到 2018 年的 27.58%，2019 年同比略微下降至 27.15%，业务收入“腾笼换鸟”调结构初见成效。另一方面，财政直接补助收入持续加大，2018 年全国三级公立医院医院财政直接补助收入占总支出的比重为 7.73%，较 2016 年和 2017 年分别提高 0.24% 和 0.29%，2019 年再同比增加 0.49%，达到 8.22%。薪酬经费来源结构的优化，夯实了薪酬发放的基础，有利于保障薪酬发挥正确的导向作用。

第三，《通报》显示公立医院经济状况有所改善。一方面，三级公立医院医疗盈余率平均值从 2017 年 2.87% 上升至 2018 年的 3.00%，2019 年公立医院医疗盈余率与 2018 年基本持平。另一方面，各医院平均亏损率由 2017 年的 24.85% 降低至 2018 年的 22.38%，2019 年再同比减少 4.77%，达到 17.61%，体现了医院维护公益性、调动积极性、保障可持续的运行新机制逐步建立。

尽管医院薪酬制度试点改革已初见成效，然而随着深化医药卫生体制改革和事业单位分类改革的推进，公立医院薪酬制度不能完全适应改革发展形势的要求，难以体现医疗卫生行业人才培养周期长、职业风险高、技术难度大、高知识储备性、责任担当重的特点，普遍存在平均工资收入水平相对较低、差异较大等问题。与社会其他职业相比，医师群体具有培养周期长，工作风险大、高知识储备性的特殊行业特点。根据国家统计局数据（表 5-1）按行业分城镇单位就业人员平均工资统计，2020 年和 2019 年我国卫生、社会保障和社会福利业城镇单位就业人员平均工资为 115,449 元 / 年和 108,903 元 / 年，是同期人均国内生产总值 GDP71,828 元和 70,078 元的 1.61 倍和 1.55，在全国 20 个大类行业中位居排名第五，为城镇单位就业人员平均工资 97,379 元和 90,601 元的 1.19 倍和 1.2 倍，远低于其他发达国家卫生人员薪酬水平。同时，不同地区、编制内外的医务人员薪酬水平存在较大差距，严重打击了部分人员的积极性，使其产生不公感，缺乏归属感，不利于医疗卫生队伍的稳定以及医院的长期发展。

表 5-1　2016～2020 年按行业分城镇单位就业人员平均工资（元）

排序	指标	2020 年	2019 年	2018 年	2017 年	2016 年
1	信息传输、计算机服务和软件业城镇单位就业人员平均工资（元）	177,544	161,352	147,678	133,150	122,478
2	科学研究、技术服务和地质勘查业城镇单位就业人员平均工资（元）	139,851	133,459	123,343	107,815	96,638

续表

排序	指标	2020 年	2019 年	2018 年	2017 年	2016 年
3	金融业城镇单位就业人员平均工资（元）	133,390	131,405	129,837	122,851	117,418
4	电力、燃气及水的生产和供应业城镇单位就业人员平均工资（元）	116,728	107,733	100,162	90,348	83,863
5	卫生、社会保障和社会福利业城镇单位就业人员平均工资（元）	115,449	108,903	98,118	89,648	80,026
6	文化、体育和娱乐业城镇单位就业人员平均工资（元）	112,081	107,708	98,621	87,803	79,875
7	教育城镇单位就业人员平均工资（元）	106,474	97,681	92,383	83,412	74,498
8	公共管理和社会组织城镇单位就业人员平均工资（元）	104,487	94,369	87,932	80,372	70,959
9	交通运输、仓储和邮政业城镇单位就业人员平均工资（元）	100,642	97,050	88,508	80,225	73,650
10	城镇单位就业人员平均工资（元）	97,379	90,501	82,413	74,318	67,569
11	采矿业城镇单位就业人员平均工资（元）	96,674	91,068	81,429	69,500	60,544
12	批发和零售业城镇单位就业人员平均工资（元）	96,521	89,047	80,551	71,201	65,061
13	租赁和商务服务业城镇单位就业人员平均工资（元）	92,924	88,190	85,147	81,393	76,782
14	房地产业城镇单位就业人员平均工资（元）	83,807	80,157	75,281	69,277	65,497
15	制造业城镇单位就业人员平均工资（元）	82,783	78,147	72,088	64,452	59,470
16	建筑业城镇单位就业人员平均工资（元）	69,986	65,580	60,501	55,568	52,082
17	水利、环境和公共设施管理业城镇单位就业人员平均工资（元）	63,914	61,158	56,670	52,229	47,750
18	居民服务和其他服务业城镇单位就业人员平均工资（元）	60,722	60,232	55,343	50,552	47,577

续表

排序	指标	2020 年	2019 年	2018 年	2017 年	2016 年
19	住宿和餐饮业城镇单位就业人员平均工资（元）	48,833	50,346	48,260	45,751	43,382
20	农、林、牧、渔业城镇单位就业人员平均工资（元）	48,540	39,340	36,466	36,504	33,612

数据来源：国家统计局

5.1.2　医院薪酬管理存在的问题及其原因

目前，我国医院薪酬制度设计已经历过多次改革，但仍存在以下问题。

1. 薪酬来源单一，依赖医院经营效果

目前，我国公立医院薪酬主要来源是医师提供医疗服务收入及政府对医院的财政补助，但财政补助一般只用于补偿在编人员的基本工资支出，只占医院人力成本的较少部分，尚未对薪酬占比较大的绩效工资进行补助。因此，公立医院是通过医疗服务收费为主的经营手段来实现医院运营，并对医师的劳动服务薪酬进行发放。据统计，目前我国政府对公立医院的平均投入仅占医院总收入的一成，剩余九成均由公立医院自行承担。受取消药品、耗材加成和控制药占比、耗占比以及医保控费等措施的影响，医院运营管理和保持可持续良性发展受到极大的挑战。以广东省为例，根据相关政策要求，在取消药品加成后的补偿机制中，80% 通过调整医疗服务价格进行补偿，10% 为政府补助，10% 为医院内部通过控制成本自行消化。由此，公立医院的补偿渠道由服务收费、药品、耗材加成收入和财政补助四个渠道减少为医疗服务收费和财政补助两个渠道，医疗服务价格补偿可能因医疗服务价格的调整机制存在一定的滞后性及局限性，导致部分医院政策性损耗的部分远大于调整增加的收入，进一步增加医院薪酬经费压力。

根据 2018 年和 2019 年度《全国三级公立医院绩效考核国家监测分析有关情况的通报》，2018 年仍有 22.65% 的三级公立医院出现收支结余为负数，约 1/3 的医院资产负债率大于 50%，有 10.46% 的三级公立医院人员支出占业务支出比例低于 30%；2019 年，295 家医院医疗盈余率（即收支结余）为负的三级公立医院中，部分医院的人员经费占比超过 40%。39.04% 的医院资产负债率大于 50%。以上数据表明，完善

落实公立医院补偿机制、调整收支结构、加强运营管理的任务仍然艰巨。经营效果不佳和财政投入不足迫使医院为了维持正常运转和发展，在坚持公益性原则的同时，也需关注经济效益，即通过提升医疗服务数量等方式来提升医师的薪酬水平。

2. 薪酬水平普遍偏低

与其他学科相比，医学专业学生经历长时间的培养周期，准入条件严苛，对于专业知识掌握要求高，以国内大多数从业医师所接受的培训和教育过程为例，医师在正式上岗行医前接受5年的医学专业的本科学业，随后对其专业进行3～8年的研究生教育；在校教育完成后，参加3～7年的相关全科、专科规范化培训。同时，由于职业特殊性，工作内容也存在不稳定性、突发性、高风险性等职业特点，医务人员承受着较大负荷和压力，医师平均一周工作时间远高于全国平均工作时间，有数据统计77%的医师一周工作时间超过50小时，43%的医师每月最长留宿达8次以上。

2019年，我国卫生行业城镇就业人均工资为115,449元，为当年城镇就业人员平均工资的1.9倍。虽然卫生行业平均工资在全行业排名靠前，但单从工资与社会平均水平相比的情况来看，低于其他国家医师薪酬水平2～4倍的水平，医师群体的工资收入同其他高收入群体仍存在着较大的距离。同时，从医师的劳动价值体现角度分析，医师群体的薪酬水平无法充分反映其工作服务的技术含量和应有的社会地位。

3. 不同医院之间薪酬差异仍较大，虹吸现象依然存在

《2019年度全国三级公立医院绩效考核国家监测分析有关情况的通报》指出，通过分析全国三级公立医院2016年至2019年病案首页数据，2019年全国三级公立医院异地就医患者588.2万例（按照患者工作地和居住地判断患者是否为异地就医），占年度出院患者的6.74%，较2018年基本持平。其中，患者流出方面，流出患者数量最多的省份仍然为安徽、河北、江苏、浙江和河南，流出患者人数有所增长，但河北、浙江、河南的患者流出率（流出本省的异地就医住院患者占全国异地就医住院患者的比例）有所降低；流出患者占本省住院患者比例最多的省份仍然为西藏、安徽、内蒙古、河北和甘肃。患者流入方面，住院患者流入最多的省份前5位依然是上海、北京、江苏、浙江和广东，共占全国异地就医患者的52.7%，与2018年相比下降了0.9个百分点，北京、江苏、广东的异地患者流入率（跨省流入的异地就医住院患者占全国异地就医住院患者的比例）有所下降，浙江收治全国异地患者的相

对位次由 2018 年的第五位上升为 2019 年的第四位。

可见，部分公立医院对患者的虹吸现象依然很严重，住院患者跨省异地就医现象仍然存在。患者虹吸现象的背后，是发达地区公立医院对落后地区、大医院对小医院的人才虹吸现象，而不同医院之间存在着较大的薪酬水平差距，是产生人才虹吸现象的重要根源。

4．薪酬结构不合理，薪酬激励考评机制不到位

《2018 年度全国三级公立医院绩效考核国家监测分析有关情况的通报》指出，医务人员最不满意的是薪酬福利、工作内容和环境，反映出三级医院医务人员工作负荷重，工作环境和薪酬待遇有待改善。2019 年，随着“两个允许”政策逐步落实，每医师日均住院工作负担日趋下降，医务人员满意度提升 2.97 分，达到 78.76 分，虽然较上年有所提升，但整体仍然偏低。员工满意度较低说明公立医院薪酬激励机制仍未到位，公立医院薪酬总额管理机制还不够健全，公立医院内部分配激励机制也不够完善，影响了医务人员的获得感。因此，公立医院还需科学调整医务人员工作负荷，不断优化人员支出结构及考核评价体系。

首先，由于政府财政的有限支持力度，公立医院自负盈亏无形中提升了医院经营属性，大多数医院薪酬绩效指标体系中经济指标占比相对较大，其目的就是为了激励医师，增加其医疗服务提供数量。医院经营属性也体现在医院现有薪酬结构中，绩效工资及奖金在占主导部分，弱化了基本工资及津贴补贴存在的价值，形成倒置的薪酬结构，这种导向性极其明显的指标难免会诱导逐利心态，影响医疗服务行为和价值选择，极易导致诱导需求和过度医疗等违规现象的频发。

其次，大部分的公立医院尚未建立起科学有效的绩效评估和分配机制。绩效工资基本与其职称、学历、工作年限及工作服务量等因素相关，对工作质量、工作难度、工作风险等技术因素体现不足，导致岗位绩效和薪酬缺乏关联性，使得技术较高、品质优秀的核心业务骨干难以脱颖而出。同时，目前大部分公立医院所实施的“科室二次分配”制度，由科室内部主要负责人全权负责科室内人员绩效评分，但评分受到主观意志的影响，难免会存在“人情绩效”或大锅饭的情况，造成不合理的绩效工资分配。

最后，医院内部的薪酬激励约束体系不完善，无法发挥应有的监管力度，从而导致“大处方、大检查”以及“以药养医”等各种负面情况的出现，在一定程度上维持了医院的运行，但增加了部分不道德医师的“额外收入”。

5.2 医院薪酬管理改革的环境基础

5.2.1 医院薪酬管理面对的复杂环境

公立医院是我国医疗服务体系的主体，是全面推进“健康中国”建设的重要力量。近年来，特别是党的十八大以来，公立医院改革发展作为深化医药卫生体制改革的重要内容，取得重大阶段性成效，为持续改善基本医疗卫生服务公平性可及性、防控新型冠状病毒肺炎等重大疫情、保障人民群众生命安全和身体健康发挥了重要作用。在这样的背景下，一系列医改新政的颁布对医院公益性的体现及对医务人员薪酬激励改革提出了较大的挑战。“取消药品、耗材加成”“两票制”政策的实行，对药品企业和医疗机构带来很大的影响，医药企业将应对政策作出相应的调整，通过社会补偿机制（回扣）调动医务人员积极性的渠道被切断；分级诊疗试点范围的扩大，各级就医导向必将发生重大的变化，特别是加强与医保政策衔接，对各家医院的绩效管理必将带来影响；医保支付方式改革中，医保基金的有限性、与民众健康医疗需求的无限性、及医院收入的驱动性三者之间的矛盾日益突出，医保基金穿底风险大增，严重影响医院的医保支付。

近年来，医院薪酬管理主要面临着公立医院高质量发展和DIP/DRG医保支付改革背景的影响。医院在面临经济生产属性遭遇“天花板”下，如何在其中寻找正确的平衡点尤为重要，在保证其医疗服务公益性的前提下，同时能够通过内部调整正面激励医务人员积极性。薪酬制度改革成功的关键在于建立科学合理的补偿机制，一般调整医疗服务价格、加大政府投入、改革支付方式、降低医院运行成本等途径实现，但原则上还是要求“公立医院薪酬制度改革所需经费由原渠道解决”。因此，医院要维持现有的薪酬水平，保持并提高医务人员的经济性薪酬待遇尚有难度，更难以提高医务人员的非经济性薪酬待遇。

1. 推进公立医院高质量发展

习近平总书记在十九届五中全会上指出，要加快提高卫生健康供给质量和服务水平。我国已经迈入中高收入国家行列，完全有必要也有基础加快发展卫生健康事业，扩大优质医疗资源供给，努力满足人民日益增长的医疗卫生服务需求，不断增强群众的获得感、幸福感、安全感。经过改革开放 40 年来医疗服务体系建设、20 年来医院能力建设、10 年来深化医药卫生体制改革的实践探索，公立医院已经到了从“量的积累”转向“质的提升”的关键期，必须把发展的着力点放到提升质量和效率上。因此，提高卫生健康供给质量和服务水平，必须把公立医院高质量发展放在更加突出的位置。

2021 年是公立医院高质量发展的开端之年，国务院办公厅印发《关于推动公立医院高质量发展的意见》(国办发〔2021〕18 号)，明确了公立医院高质量发展的目标、方向、举措。

面向“十四五”乃至今后更长时期，推动公立医院高质量发展的总体要求为：以习近平新时代中国特色社会主义思想为指导，全面贯彻党的十九大和十九届二中、三中、四中、五中全会精神，坚持以人民健康为中心，加强公立医院主体地位，坚持政府主导、公益性主导、公立医院主导，坚持医防融合、平急结合、中西医并重，以建立健全现代医院管理制度为目标，强化体系创新、技术创新、模式创新、管理创新，加快优质医疗资源扩容和区域均衡布局，力争通过 5 年努力，公立医院发展方式从规模扩张转向提质增效，运行模式从粗放管理转向精细化管理，资源配置从注重物质要素转向更加注重人才技术要素，为更好地提供优质高效医疗卫生服务、防范化解重大疫情和突发公共卫生风险、建设“健康中国”提供有力支撑。

推动公立医院高质量发展的重点任务，主要有以下几个方面。

(1)构建新体系：建设国家医学中心和区域医疗中心，推动国家医学进步，带动全国医疗水平提升。建设省级区域医疗中心，补齐短板，提升省域诊疗能力，减少跨省就医。发展紧密型城市医疗集团和县域医共体，按照网格化布局，探索一体化管理，为居民提供预防、治疗、康复、健康促进等连续性服务，推动从以治病为中心转向以健康为中心，促进优质资源下沉、工作重心下移，推动分级诊疗。建立健全分级分层分流的重大疫情救治体系。

(2)引领新趋势：以满足重大疾病临床需求为导向，重点发展重症、肿瘤、心脑血管、呼吸等临床专科。面向生命科学、生物医药科技前沿，加强基础和临床研究，开展关键核心技术攻关，推动科技成果转化。推广多学科诊疗、日间手术、责任制整体护理等服务模式。推动新一代信息技术与医疗服务深度融合，大力发展远程医疗和互联网诊疗，建设智慧医院。

（3）提升新效能：健全以经济管理为重点的科学化、规范化、精细化运营管理体系，引导医院回归功能定位，提高效率、节约费用。加强全面预算管理，完善内部控制制度，提高资源配置和使用效率。坚持和强化公益性导向，健全绩效评价机制，不断提高医疗质量、运行效率、可持续发展能力和患者满意度。

（4）激活新动力：合理制定并落实公立医院人员编制标准，建立动态核增机制。建立主要体现岗位职责和知识价值的薪酬体系，实行以岗定责、以岗定薪、责薪相适、考核兑现。健全医务人员培养评价制度，探索在岗位设置合理、人事管理完善、具有自主评审意愿的三级公立医院试点自主开展高级职称评审。建立灵敏有序的医疗服务价格动态调整机制，提高医疗服务收入（不含药品、耗材、检查、化验收入）占医疗收入的比例。深化医保支付方式改革，探索对紧密型医疗联合体实行总额付费，加强监督考核，结余留用、合理超支分担。按规定落实政府对符合区域卫生规划的公立医院投入政策。

（5）建设新文化：大力弘扬伟大抗疫精神和崇高职业精神，激发医务人员对工作极端负责、对人民极端热忱、对技术精益求精的不竭动力。强化患者需求导向，持续改善医疗服务，做好医患沟通交流，增进理解与信任。关心关爱医务人员，关心年轻医务人员成长，维护医务人员合法权益，坚决保护医务人员安全。

（6）坚持和加强党对公立医院的全面领导：全面执行和落实党委领导下的院长负责制，充分发挥公立医院党委把方向、管大局、作决策、促改革、保落实的领导作用，健全完善医院党委会和院长办公会议事决策制度，把党的领导融入医院治理全过程各方面各环节。加强公立医院领导班子和干部人才队伍建设。全面提升公立医院党组织和党员队伍建设质量。落实公立医院党建工作责任。

推动公立医院高质量发展背景下，资源配置重点从硬件设施投入转向人才创新投入，医务人员的水平高低决定了医疗服务水平的优劣，也直接影响着人民健康水平的提高。因此，要始终坚持把解决好人的问题放在突出位置，保护好、发挥好广大医务人员的积极性、主动性和创造性，这是公立医院高质量发展的重要“发动机”。因此，公立医院高质量发展要求医院持续完善在人事管理、薪酬待遇、培养评价、人文关怀等方面的机制，一方面深化公益导向、按劳分配、协调发展、动态调整的合理的薪酬结构体系，改变“唯论文论”、重数量不重质量等人才评价痼疾，同时加强保护关爱医护人员、改善工作环境方面保障，解除医务人员的后顾之忧，使医务人员强化患者需求导向，坚守纯粹医者信念，不断提高医疗服务质量和水平，构建和谐医患关系。

2. DRG/DIP 支付方式改革

2021 年，国家医疗保障局按照《中共中央国务院关于深化医疗保障制度改革的意见》提出的“建立管用高效的医保支付机制”的要求，总结推广 2019～2021 年 DRG/DIP 付费国家试点的有效做法，建立医保对医疗机构管用高效的支付管理和激励约束机制，推动医保高质量发展，制定并印发了《DRG/DIP 支付方式改革三年行动计划的通知》。

三年行动计划的工作目标为：从 2022 到 2024 年，全面完成 DRG/DIP 付费方式改革任务，推动医保高质量发展。到 2024 年底，全国所有统筹地区全部开展 DRG/DIP 付费方式改革工作，先期启动试点地区不断巩固改革成果；到 2025 年底，DRG/DIP 支付方式覆盖所有符合条件的开展住院服务的医疗机构，基本实现病种、医保基金全覆盖。

工作任务聚焦于抓扩面、建机制、打基础、推协同四个方面。

（1）抓扩面：实现四个全面覆盖。抓统筹地区全面覆盖，以省（自治区、直辖市）为单位，分别启动不少于 40%、30%、30% 的统筹地区开展 DRG/DIP 支付方式改革并实际付费；抓医疗机构全面覆盖，统筹地区启动 DRG/DIP 付费改革工作后，按三年安排实现符合条件的开展住院服务的医疗机构全面覆盖，每年进度应分别不低于 40%、30%、30%，2024 年启动地区须于两年内完成；抓病种全面覆盖，统筹地区启动 DRG/DIP 付费改革工作后，按三年安排实现 DRG/DIP 付费医疗机构病种全面覆盖，每年进度应分别不低于 70%、80%、90%，2024 年启动地区须于两年内完成。鼓励入组率达到 90% 以上；抓医保基金全面覆盖，统筹地区启动 DRG/DIP 付费改革工作后，按三年安排实现 DRG/DIP 付费医保基金支出占统筹区内住院医保基金支出达到 70%，每年进度应分别不低于 30%、50%、70%，2024 年启动地区须于两年内完成。鼓励超过 70% 的基金总额预算覆盖率。

（2）建机制：建立完善四个的工作机制。第一，完善核心要素管理与调整机制，突出病组（病种）、权重（分值）和系数三个核心要素，建立完善管理和动态调整机制，并不断完善各项技术标准和流程规范；第二，健全绩效管理与运行监测机制，加强医保基金使用效率效果评价考核，不断提高有限医保基金使用绩效；第三，形成多方参与的评价与争议处理机制，各地要建立相应技术评价与争议处理机制，形成多方参与、相互协商、公开公平公正的医保治理新格局；第四，建立相关改革的协同推进机制，各地要相应完善总额预算管理机制，大力推进病种分值付费等区域总额预算管理，减少直至取消具体医疗机构年度绝对总额管理方式，协同推进按床日付费、按人头付费机制改革、协同推进紧密型医疗联合体“打包”付费，并建立与国家医保谈判药品“双通道”管理、药品医用耗材集中带量采购等政策措施的协同推进机制，形成正向叠加效应。

（3）打基础：加强四项基础建设，具体包括加强专业能力建设；加强信息系统建设；加强标准规范建设；加强示范点建设。

（4）推协同：推进医疗机构协同改革，具体包括编码管理到位、信息传输到位、病案质控到位、医院内部运营管理机制转变到位。

DRG/DIP 支付方式改革意味着医保补偿方式改变，成本低于支付额的差价形成了医疗机构的“利润”，高于支付额的部分形成了医疗机构的损失由医院承担。这一方面要求医院加强对成本核算、运营分析、诊疗行为的精细化管理，另一方面医院薪酬管理也面临转变，急需建立适应新医改环境下的绩效工资分配制度，将 DIP/DRG 核心指标纳入到绩效考核评价体系中，设计完善的评价考核方案。

5.2.2　医院薪酬管理的相关政策

2009 年，国务院颁布《中共中央国务院关于深化医药卫生体制改革的意见》标志着我国新一轮医药卫生体制改革拉开序幕，强调公立医院回归其公益性的本质，实现让患者满意、让医务人员满意的医疗卫生服务体系建设，提升医务人员积极性。其中要求改革人事制度，完善分配激励机制，推行聘用制度和岗位管理制度，严格工资总额管理，实行以服务质量及岗位工作量为主的综合绩效考核和岗位绩效工资制度。

2012 年，国家相关部门印发《国务院关于印发“十二五”期间深化医药卫生体制改革规划暨实施方案的通知》，要求建立以公益性质和运行效率为核心的公立医院绩效考核体系；健全以服务质量、数量和患者满意度为核心的内部分配机制，体现多劳多得、优绩优酬；提高人员经费支出占业务支出的比例；严禁把医务人员个人收入与医院的药品和检查收入挂钩。同年，根据《国务院办公厅印发关于县级公立医院综合改革试点意见的通知》，开始县级公立医院改革试点工作，再次提出内部分配机制的核心是服务质量、数量和患者满意度，并要求多劳多得、优绩优酬、同工同酬，突出体现医务人员技术服务价值，同时明确医院绩效考核的核心是公益性质和运行效率，鼓励提高奖励性绩效工资的比例，并按照国家要求提出应提高人员经费支出占业务支出的比例；首次提出收入分配向临床一线、关键岗位、业务骨干、作出突出贡献等人员倾斜，适当拉开差距。

2013 年，国家卫生和计划生育委员会与国家中医药管理局联合印发《关于印发加强医疗卫生行风建设“九不准”的通知》，提出以下九项不准事项，具体包括：一是不准将医疗卫生人员个人收入与药品和医学检查收入挂钩。二是不准开单提成。三是不准违规收费。四是不准违规接受社会捐赠资助。五是不准参与推销活动和违规发布医疗广告。六是不准为商业目的统方。七是不准违规私自采购使用医药产品。八是不准收受回扣。九是不准收受患者“红包”。“九不准”在加强医疗卫生行业作风建设，严肃行业纪律，坚决纠正医疗卫生方面损害群众利益行为等方面发挥了积极的指导作用。

2013 年，《国务院批转发展改革委等部门关于深化收入分配制度改革若干意见的通知》，要求政府和医院加强配合，建立健全符合行业特点的人事薪酬制度，激发医务人员工作积极性，实行并完善岗位绩效工资制度，并要求从工资总额控制、绩效考核制度等角度保障医务人员合理待遇，充分调动医务人员的积极性。2014 年国家卫生和计划生育委员会办公厅提出建立符合医疗行业特点的人事薪酬制度，将薪酬制度与人事制度改革相关联，并给予衡量标准——符合医疗行业特点。

2015 年颁布的《关于加强公立医疗卫生机构绩效评价的指导意见》再次强调要健全人员绩效考核，为实现薪酬绩效激励奠定基础；同年，《国务院办公厅关于城市公立医院综合改革试点的指导意见》出台，在县级公立医院改革的经验基础上，将医务人员薪酬制度改革提上新的高度，国家和各省均要求在考虑医疗行业特点的基础上，合理确定医务人员的薪酬水平，并建立动态调整机制，要求建立以公益性为导向的考核评价机制，突出功能定位、职责履行、费用控制运行绩效、财务管理、成本控制和社会满意度等考核指标，开展公立医院绩效考核以及院长年度和任期目标责任考核，考核结果向社会公开并与医院财政补助、医保支付、工资总额及院长薪酬、任免、奖惩挂钩，建立激励约束机制。

2016 年，《国务院办公厅关于印发深化医药卫生体制改革 2016 年重点工作任务的通知》和《国务院关于印发“十三五”卫生与健康规划》提出，加快建立符合医疗卫生行业特点的薪酬制度，探索制定公立医院绩效工资总量核定办法，健全以聘用制度、岗位制度为重点的事业单位用人机制，建立以岗位职责、工作业绩、实际贡献紧密联系的分配激励机制，着力体现医务人员技术劳务价值，规范收入分配秩序，逐步提高医务人员收入待遇。

2017 年是新一轮公立医院薪酬制度改革的元年，习近平总书记在全国卫生与健康大会上提出“允许医疗卫生机构突破现行事业单位工资调控水平，允许医疗服务收入扣除成本，并按规定提取各项基金后，主要用于人员奖励，同时实现同岗同薪同待遇，激发广大医务人员活力”。在“两个允许”精神的指导下，国家有关部委的相关指导文件和配套文件纷纷出台，人力资源和社会保障部、财政部和国家卫生和计划生育委员会共同颁布的《关于开展公立医院薪酬制度改革试点工作的指导意见》标志着薪酬制度配套政策正式出台，为公立医院薪酬绩效制度改革建章立制。《意见》要求对我国现行公立医院薪酬制度改革并进行试点工作，通过借鉴成熟的手段，优化医务人员薪酬结构，科学设计薪酬绩效考评机制，确定合理的薪酬水平，落实医院分配自主权，制定符合医疗行业特点的薪酬分配制度，充分体现与肯定医务人员的劳动价值。

同年，原国家卫生计生委、财政部等部委联合下发《关于全面推开公立医院综合改革工作的通知》，全面推开公立医院综合改革，所有公立医院全部实行取消药品加成（中药饮片除外）政策，并要求医院通过合理调整医疗服务价格及收入分配制度，充分体现医务人员劳动价值。随后，国务院办公厅印发的《关于建立现代医院管理制度的指导意见》中强调，“坚持中国特色卫生与健康发展道路，不断提高医疗服务质量，充分调动医务人员积极性”，并明确指出建立现代医院管理制度应“健全人力资源管理制度”与“健全绩效考核制度”，在核定的薪酬总量内进行自主分配，体现岗位差异，兼顾学科平衡，做到“多劳多得、优绩优酬”。

2018 年，国家卫生健康委员会与国家中医药管理局联合发布了《关于坚持以人民健康为中心推动医疗服务高质量发展的意见》，明确指出应“依法保障医务人员基本权益”，建立并优化医院内部薪酬机制，合理合规提高当前医疗卫生机构工资水平，并将部分医疗收入结余通过合理的方式用以公立医院内人事奖励，达到推动公立医院薪酬制度改革进程的目的。

2021 年，人力资源和社会保障部、财政部、国家卫生健康委、国家医保局、国家中医药管理局印发《关于深化公立医院薪酬制度改革的指导意见》，主要内容包括：①与医疗、医保、医药联动改革相衔接，落实“两个允许”要求，实施以增加知识价值为导向的分配政策，强化公立医院公益属性，合理确定公立医院薪酬水平，完善公立医院薪酬水平决定机制；②充分落实医院内部分配自主权。在核定的薪酬总量内，公立医院可采取多种方式自主分配；③逐步建立主要体现岗位职责的薪酬体系，实行以岗定责、以岗定薪、责薪相适、考核兑现；④合理确定内部薪酬结构，注重医务人员的稳定收入和有效激励，进一步发挥薪酬制度的保障功能；⑤建立健全公立医院负责人薪酬激励约束机制，鼓励对主要负责人实行年薪制；⑥健全以公益性为导向的考核评价机制，考核结果与公立医院薪酬总量挂钩；⑦提出拓宽深化薪酬制度改革经费渠道，深入推进“三医”联动改革，逐步提高诊疗、中医、护理、手术等医疗服务在医疗收入中的比例。在确保收支平衡的前提下，合理确定人员支出占公立医院业务支出的比重。公立医院可根据考核结果分配医保结余留用资金，主要用于相关人员绩效。

为进一步增强医疗机构工作人员的责任感、使命感、荣誉感，规范执业行为，弘扬新时代医疗卫生人员职业精神，引导形成风清气正的行业环境，保障医疗卫生事业高质量发展，国家卫生健康委会同国家医疗保障局、国家中医药管理局，针对当前医疗卫生领域群众反映强烈的突出问题，在“九不准”的基础上，共同制定印发《医疗机构工作人员廉洁从业九项准则》(以下简称《九项准则》),《九项准则》是在“九不准”从严治理内核基础上，从内容到形式的升级完善，它涵盖“九不准”全部要求，并对新问题新情况和老问题新表现做了相应的补充性禁令，增加了“不实施过度诊疗”“不参与欺诈骗保”“不牟利转介患者”等新内容，同时明确相应惩处措施和规定具体实施途径善。《九项准则》公布实施后，“九不准”同时废止。

5.3　医院薪酬管理工具

5.3.1　科室二次分配的薪酬分配模式

医院薪酬分配的常见做法是在收支结余为基础的绩效工资总量控制上，以科室二次分配形式，对不同岗位、资历的医师薪酬进行考核及发放。一般来说，以医师组为考核单元，细化组内各岗各职人员的工作量和工作内容，综合组内配合，并设置不同类型考核指标及内容，由相关职能部门进行统一汇总和评价，将考核结果及薪酬一次分配总额分发至科室并进行核对，再由科室进行二次自主分配。通过设置医疗工作组，组内各职能医师协作的方式提供医疗服务，实现组内成员的相互约束，保证服务质量与效率。

然而，一般医院缺乏科室二次分配指导办法的顶层设计，时常造成分配不公的情形。一方面，科主任既是科室二次分配的主导者，同时又是科室二次分配的获取者，可以凭借管理权利优势采取对己有利的方式；或是分配中缺乏可量化考核依据，不能完整收集工作量和质量信息，分配仅靠个人主观印象，随意性比较大；再或是科主任、护士长“老好人”主义，科室二次分配采取平均主义分配，牺牲效率为代价，容易打击了优秀人员的积极性，不能充分体现多劳多得、优劳优得。

5.3.2 基于KPI/平衡记分卡的薪酬考核分配模式

平衡计分卡是绩效管理的重要工具，它从客户、内部流程、财务和学习与成长等四个层面来进行绩效评价，力求在短期和长期目标之间、财务和非财务的量度之间、落后和领先的指针之间，以及外界和内部绩效之间的平衡状态，既克服了传统绩效考核方法单纯利用财务指标来进行绩效考核的局限，又在传统的财务考核指标的基础上，注重了其他三个层面的绩效反映，全方位地反映了医院的整体绩效。KPI把对医务人员绩效评估提炼为几个关键指标的考核，将关键指标当作评估标准，把员工的绩效与关键指标做出比较的评估方法，综合体现目标管理和二八原则。以KPI/平衡记分卡为核心的薪酬考核分配模式是以医院公益性以及运营效率为核心，通过“平衡记分卡＋关键绩效指标考核模式”，从医疗服务质量、数量及患者满意度等多个维度对医师进行考核的薪酬绩效制度。

一般来说，以KPI/平衡记分卡为核心的薪酬考核分配模式还是坚持以预算为导向，以收支结余为分配基础，通过基础绩效、综合绩效、专项奖励、导向性指标、倾斜绩效等多结构的考核内容，以多手段融合的方式进行绩效考核。在专项奖励考核制度中，将政策导向性指标纳入考核范围，如药占比、患者次均费用、患者投诉等，通过负向指标对医师医疗服务质量进行约束。同时将KPI考核方式融入制度设计中，从服务质量、内部流程、财务及满意度四个维度进行考核，对每个维度若干关联指标赋予一定的权重，并将考核内容落实到具体职能部门。

5.3.3　基于 DRGs/DIP 的薪酬分配模式

过去医院的薪酬绩效考核制度多以收支结余为核心，结合 KPI、平衡记分卡及 RBRVS 多重手段对科室、岗位及个人进行考核。通过制定全面激励及分层激励相结合的方式，在全面激励手段保证个人得到基础性薪酬的同时，通过对个人进行分层激励的做法，使得不同层次的人员获得应有的层级奖励，如根据个人成就的大小、岗位的高低进行分层，通过本层次中相应的激励手段使该类医师能够得到进一步的专属激励薪酬。这种基于收支结余的薪酬绩效考核制度没有与病种难易程度和风险关联，容易造成过度诊疗。

DRGs 最初被用于控制医疗费用不合理增长，现已发展为医院质量管理工具。以 DRGs 为核心的薪酬制度的考核重点在于如何科学地计算医务人员工作量，避开绩效直接与经济效益挂钩。通过引入 DRGs 中 CMI 的概念，针对医师在提供医疗服务过程中的工作量、工作效率、工作效益、操作难度及病种疑难程度等多维度进行综合评分，并在整个绩效评价过程中集合平衡记分卡、RBRVS 等方式进行综合考评，在反映个人实时工作绩效的同时，也能通过如科研能力、操作难度等成长性维度反映其未来成长性。

5.3.4　非货币性薪酬设计

根据薪酬理论，作为高密度知识型技术人才的聚集机构，医院薪酬制度设计除货币性薪酬外，也应当重视对非货币性激励，包括带薪休假、工作氛围与环境、生活环境、医学教育与培训、发展机会与荣誉等非经济性薪酬以及保险和福利待遇等，以此来满足医务人员追求更高需求层次、寻求自我实现等多方面的需求。医院应当通过注重自身文化培训、增加医务人员成长性激励、重视人文关怀、组织文化和价值观创建和营造等手段，实施非货币性薪酬补偿，增强医务人员工作满意度、归属感和情感依赖，影响医师工作满意度、医疗服务质量和卫生体系可持续性，提升医院运行效率。

（丁朝霞）

第 6 章　国内外医院薪酬管理模式

6.1　国外医院薪酬管理模式

国外医务人员社会地位相对较高，薪酬待遇也处于社会上等水平。根据经合组织（OECD）数据显示：2012 年，美国、英国、澳大利亚、德国、加拿大的全科医师待遇分别是社会平均收入的 3.5、3.6、1.7、3.7、3.1 倍。合理的薪酬水平符合医务人员培养周期长、责任担当重、技术难度大、职业风险高、技术水平高等行业特点，有利于保证医务人员的稳定性与工作积极性，同时充分体现对医务人员的尊重和显示其较高的社会地位。

6.1.1　美国

美国医院服务行业呈现高度市场化的特点，近年来美国国家卫生支出占 GDP 的百分比由 1995 年的 13.9% 提高至 2016 年的 17.9%，私立非营利性医院床位数占比也从 2001 年的 67% 增长至 2016 年的 70%，公立医院床位数占比则从 2001 年的 21% 下降至 2016 年的 15%，私立非营利性医院是医疗服务供给的主体。医疗服务供给结构体现了“有限政府”的理念，公立医院重点服务无保险和贫困群体，承担医疗服务托底的责任，因而其经营状况通常较差。

在医务人员薪酬方面，美国工资分配统一实行联邦工资制，医务人员薪水由第三薪酬方（政府或医疗保险公司）支付。美国从 1996 年全面实行基于资源利用公平性的相对价值评价体系（Resource-based Relative Value Scale，RBRVS）的薪酬支付手段，RBRVS 属于按服务付费（Fee-for Service，FFS）的支付方式，即先确定每项医疗服务的相对价值，再通过可持续增长系统（Sustainable Growth System，SGR）将相对价值换算为货币价值。美国医务人员薪酬水平为社会平均工资的 3～8 倍。2017 年，美国卫生技术人员年平均工资为 77,800 美元（1 美元＝6.8 人民币），是人均 GDP 的 1.39 倍，其中最高的是麻醉师（258,100 美元）和外科医师

（247,520 美元），家庭和全科医师年平均工资则为 192,120 美元，是人均 GDP 的 3.44 倍。但 RBRVS 的服务付费导向可能诱导医师过度医疗、不合理使用医疗服务项目等行为，从而增加自身收入，一定程度上也被认为是造成美国医疗费用持续上涨的原因之一。2006 年起由 Medicare 薪酬咨询委员会（Med PAC）等机构开始试行以增加经济激励水平、提高医疗服务质量为原则的薪酬制度改革。主要改革措施包括：

1. 绩效工资制（Pay-for-Performance）：通常不改变既有的基本工资体系，在工资支付（Salary Payment）基础上增加绩效指标，采取"岗位工资＋绩效奖励"的模式，根据绩效考核体系衡量医师的服务质量与效率，对达到或超过标准的医师给予奖励，但其实施效果与构建一个合理的绩效考核标准密切相关。

2. 按治疗事件支付（Episode-Based Payment Approach，EBPA）：EBPA 是一种基于治疗周期内由一个或多个医师提供全部服务为整体的打包支付方式，按固定工资打包支付，并根据治疗效果确定每个供方的支付比例。EBPA 强调对服务结果而非服务质量付费，一方面以"治疗事件"为整体进行支付，促进了医师的交流与合作，另一方面通过不同的支付比例激励每一个供方提供更为有效、合理的医疗服务，有助于引导减少必要的服务提供，因此对治疗过程的监督与评估在 EBPA 中更为重要。

3. 责任性医疗组织（Accountable Care Organizations，ACOs）：ACOs 是由不同专业的临床医师自愿组成的医疗组织，薪酬来源于提高医疗质量和控制人均医疗费用获得的结余。该模式不仅为患者提供了连续性的医疗服务，提高了服务质量，而且其对患者节约医疗费用的经济激励性较高。但医疗费用过度节约可能导致损害患者健康权益的风险，因此应当强化对医疗组织行为的监督。

6.1.2　英国

英国作为政府保障型的国家，于 1948 年构建了国家卫生服务体系（National Health Service，NHS），为全体公民提供免费的医疗服务，其中公立医院占医疗服务提供主体近 95%，由政府计划管理并提供财政支持。英国医务人员的薪酬支付制度以固定工资为主，并配以其他津贴和其他奖励性薪酬，医务人员薪酬水平大约为社会平均工资的 2.5～4 倍，可归纳为表 6-1。英国建立了较为完善的薪酬评价体系，一方面针对不同岗位、级别、年资对应不同的薪酬标准，激励其追求更高的技术水平、岗位级别，另一方面医师收入不与业务量挂钩，减少了不合理医疗行为的发生概率，同时允许并鼓励医师多点执业，拓展薪酬来源。2014～2015 年，英国全科医师年平均税前收入为 90,200 英镑（1 英镑＝8.1 人民币），合同制全科医师年平均税前收入为 99,800 英镑，工资制全科医师年平均税前收入为 54,600 英镑。

表 6-1 英国全科医师和专科医师薪酬比较

类别	全科医师	专科医师
支付方式	固定工资为主，由英国医疗委员会与政府，根据地区人口学特征和卫生健康指标等分配卫生经费	
确定方式	根据员工的岗位、级别、年资等因素设置不同的薪酬标准	
薪酬水平	年薪 5～8 万英镑	年薪 3.6～7 万英镑
构成类别	保障收入＋部分有偿服务＋特约服务项目＋配药报酬	基本薪水＋额外项目津贴＋即时服务津贴＋地区津贴＋雇佣和附加保持金＋绩效奖金

6.1.3 德国

德国是政府保障型国家的代表，其卫生保障体制建立在国家社会健康保险（Statutory Health Insurance，SHI）原则的基础上，但同时保持行业高度自治的特点，医务人员薪酬制度受到医师协会（第三方非政府组织）的管理，由协会进行谈判确定标准，即由疾病基金负责向患者收缴保费并与地区的医师协会进行谈判，疾病基金以总额付费方式将薪酬交由地区协会，协会根据相关标准支付薪酬。对医院服务补偿支付主要采用总额预算下的点数法，每个服务项目的收费为该项目对应的点数乘以点值，点数由行业协会经谈判协商确定，点值为医保预算总额除以所有服务项目的总点数。这种方式下，医师薪酬不受医院医药收入或个人业务量的影响，同时服务量越大但总额预算固定，服务单价的相对价值越低，从而减少医疗过度。

德国医务人员实行年薪制，工资收入较为稳定，主治医师以上级别的医师年均收入约 9.5～9.8 万欧元（1 欧元＝6.8 人民币），为社会平均工资的 3～4 倍，但低于周边国家的相对水平，人才流失问题较为严重。因此，德国允许公立医院的医师开展私人医疗服务以补充收入，多点执业的医师占 3/4 以上。

6.1.4　澳大利亚

国民医疗保险是澳大利亚社会保障体系的重要组成部分，其公民和永久居民可在公立医疗机构享受免费的医疗服务。澳大利亚自 2000 年起探索构建卫生系统绩效的国家评价体系，形成包括国家医疗绩效框架、国家医疗卫生协议、政府服务提供审查制度在内的医疗卫生绩效评价体系，薪酬支付以政府拨款和税收拨付为主。

在人才激励方面，澳大利亚政府对卫生人力资源大力支持，公立医院人员培训费用的 60% 由联邦政府承担，并在 2009 年 6 月通过立法设立专门的机构（Health Workforce Authority，HWA）负责人力资源的管理，同时允许部分满足条件的护理工作者代表全科医师提供康复治疗服务。公立医院医师薪酬实行年薪制和工资打包计划（Salary Packaging），30% 的收入可享受免税待遇，允许开展私人业务补充收入并按项目付费方式收取患者费用。医务人员薪酬水平大约为社会平均工资的 2 倍，福利水平较高，每周工作 38 小时，38 小时之外的工作时间按两倍标准支付加班费用，享受带薪休假、带薪病假以及其他福利。澳大利亚麻醉师和精神科医师的工资水平达到 208,555.2 澳元和 162,585.6 澳元（1 澳元＝4.9 人民币），家庭和全科医师年平均工资为 125,692.8 澳元，是人均 GDP 的 1.85 倍。

6.1.5　日本

日本公立医院占比较低，医务人员属于国家公务员，由政府统一管理，实行终身雇佣制和年功序列制，其薪酬由政府统一支付，并与基本工资与年龄、本院工作年限、学历高低等因素相关，对薪酬等级、晋升方式等进行明确规定，利用强化理论不断给员工设置目标来增强其工作积极性。薪酬结构包括基本工资、绩效工资、津贴、初任工资，重视资历，以职工年龄、工龄和学历决定基本工资。但一些优秀的年轻骨干医师由于工龄较短，年功序列制度下的基本工资并不高，无法与其人才价值匹配，不利于调动人员积极性。

综上所述，国外薪酬激励的有益经验总结为：首先，避免薪酬和工作量挂钩，提高岗位工资的比例；其次，建立科学有效的绩效考核制度并实施；再次，重视非物质激励，如建立有效的培训计划、合理的晋升机制等；最后，允许医师多点执业，拓宽薪酬来源。

6.2 中国医院薪酬模式

6.2.1 福建三明模式

福建省三明市于2012年开展公立医院综合改革以来，在公立医院薪酬制度改革环节，立足本地区的实际情况，结合医改的大方向稳步推进，通过降低药品采购价格、严控高价药品和大处方使用、上调医务服务价格，同时推出以绩效考核为基础的年薪制，把降低的药费转换为医务人员的薪酬，调动了广大医务人员的积极性，改革所显示出的整体性、系统性、协同性和有效性，在全国具有典范性。

三明模式初步实现了医改之初提出的“公立医院回归公益性、医师回归看病角色、药品回归治病功能”的改革目标，其成效显著并非运气使然，政府的重视、各部门间的工作协调都起着重要作用。通过落实政府的办医责任、监管责任和改革责任，使相关成员单位密切配合，主动作为，形成齐抓共管的强大合力。具体包括以下措施。

1. 改革公立医院院长管理体制

在探索现代医院管理制度方面，三明市通过改革公立医院院长管理体制，在院长聘任、考核、薪酬管理等方面都采取了富有成效的管理措施。

（1）明确市直医疗单位干部管理：三明市委宣传部制定下发了《关于调整市属公立医院干部管理工作的函》，对二级以上市属公立医院及专科医院的院长、副院长和中层干部的管理按市委、市政府《关于进一步深化医药卫生体制改革工作的意见》文件执行。副院长由院长提名，经三明市医改领导小组同意后，由三明市卫生和计划生育委员会聘任，医院中层干部由院长聘任。目前三明市第二医院新调整副院长即由市卫生和计划生育委员会直接聘任，中层班子由该院自己聘任。

（2）做好县级医院院长聘任：县级医院院长的聘任要按三明市委组织部、市卫生和计划生育委员会《关于加强县级公立医院院长管理的通知》规定程序办理。三明市明溪县、建宁县2家医院院长由同级医改领导小组聘任，副院长由院长提名，经同级医改领导小组同意后，由各级卫生行政部门聘任，医院中层干部由院长聘任。各级卫生行政部门领导一律不兼任公立医院院长职务。

（3）实行院长任期目标责任考核和问责制：为切实加强公立医院干部队伍建设，三明市深化医药卫生体制改革领导小组对公立医院院长实行任期目标管理责任制。二级及以上公立医院院长每年向市医改领导小组作一次述职报告。三明市医改领导小组听取院长正式述职报告并组织测评。

（4）实行公立医院院长年薪制：这项工作关乎每位院长的切身利益，因此要制定出较为合理的院长年薪，需要结合绩效考核结果来共同考虑，三明市主要通过以下方法来确定院长年薪。

1）确定院长年薪制对象。2013 年，实行年薪制的对象包括全市 22 家二级以上公立综合医院、中医医院院长；2014 年，扩展到乡镇卫生院院长。

2）设定院长年薪制的分类。院长年薪按照医院等级来设定，三甲、三乙、二甲、二乙级别医院院长的年薪分别为 35 万元、30 万元、25 万元、20 万元。

3）确定院长年薪的组成。年薪由基本年薪（即档案工资）和年度绩效薪酬构成。

4）明确院长薪酬的来源。院长年薪由各级财政全额负责，统一由同级财政部门核拨给同级卫生行政部门，再由卫生行政部门直接支付给医院院长。

5）确定院长年薪的发放方式。每月由卫生行政部门预发基本年薪，每年 7 月份预发全年薪酬的一半，待年度考核后再总结算。实行年薪制医院的院长不实行职称年薪及其他分配形式，不得再从单位领取年薪制以外的职务津贴、福利费、兼职薪酬等。个人及单位缴纳的“五险一金”、工会经费仍按档案工资为基数缴纳，法定的晋升工资进入个人档案。

6）建立科学合理考核机制。制定出台了《三明市公立医院院长年薪制考核办法》，采取定性与定量、年度与日常考核相结合方式，从医院服务评价、办医方向、平安建设、医院管理、医院发展等 6 个方面共 40 项指标，按百分制对院长进行全面考核。采取定性与定量考核、年度与日常考核相结合。每年由市医改领导小组从服务评价、办医方向、平安建设、医院管理、可持续发展、一票否决、医药费用（总收入）增长率等方面对院长进行全面考核，其中一些项目采取倒扣分值形式计算。

7）院长年薪的核定。院长的年度绩效年薪待年终统一由三明市卫生计生委、财政局、人力资源和社会保障局等市医改工作协调小组成员单位根据医院院长履职情况和综合考核结果确定。按照综合得分（X），考核分为优秀（$X \geqslant 90$ 分）、良好

（85≤X<90分）、合格（70≤X<85）、不合格（X<70分）。考核分为70分的按照标准兑现年薪基数，超过70分后再按超过分值和百分制下的年薪标准计算超额年薪，低于70分为不合格，考核不合格的仅发给基本年薪。同时，出现一票否决的，直接评定为不合格。2015年，年薪拿得最多的达到40.7万元，拿得最少的达到19.5万元。另外，考核结果将作为医院院长选拔任用、培养教育、管理监督、激励约束的重要依据。

2. 改革人事薪酬分配制度

人事薪酬制度改革是医改中的重要环节，为调动医务人员的积极性，制定出符合行业特点的薪酬体系，三明市以现阶段的发展现状为出发点，正在探索一条符合实际的人事薪酬制度改革的道路。从2013年1月1日起，三明市在全国率先试行县级以上医院医师（技师）和临床药师年薪制，对全市22家县级及以上公立医院在职聘用临床医师技师，按照资历和岗位，实行不同等级年薪制。2015年，在实行医师年薪制的基础上，实行“全员目标年薪制、年薪计算工分制”，将原来医师收入与科室收入挂钩改变为按工作量（数量和质量）分配。

（1）实行公立医院工资总额制度：打破医院绩效工资按医药总收入提取的办法，做到医务人员的收入既不与药品、耗材收入挂钩，也不与检查、化验收入挂钩，从而遏制医务人员大检查、大化验等问题，其计算公式为：

医院当年工资总额＝当年医务收入 × 工资总额比例 × 院长当年考核百分值 × 调节系数1.4

1）“当年医务收入”指医院当年能充分体现医务人员劳务量的诊察费、护理费、手术费、治疗费、床位费等收入，不包括检查化验收入。

2）“工资总额比例”一经确定后保持不变，计算公式为：

工资总额比例＝上一年度的工资发放数 / 上一年度医务收入

其中，上一年度的工资发放数按“三个全口径”确定，即列支渠道全口径，包括从成本、奖励基金、福利基金、工会经费等渠道列支的工资；发放对象全口径，包括所有在职人员、在岗人员、返聘人员、外聘人员、临时人员、长假人员等；时间全口径，包括上一年度全年度，即扣除上一年度发放再上一年度的工资奖金，加上本年度发放上一年底的工资奖金。

另外，“上一年度医务性收入”指不包括药品耗材、检查化验的医疗收入。

“调节系数1.4”：院长的考核分值满分为100分，及格分为70分。因为院长的考核分不可能得100分，那就会出现同样的工作量（医务收入），乘以院长考核分后工资总额反而下降，所以要对工资总额进行修正调节，即按70分及格线为基准线进行调整，100/70≈1.4。如果院长考核分低于70分，说明该医院管理不到位，不能提供基本医疗服务，工资总额当然要低于基准线。

3）此外，工资总额制度实行院长负责制。严格执行“两条红线、一条底线”的原则：“两条红线”，即不得突破核定的工资总额，不得亏损兑现工资总额；“一条底线”，即当医院无法兑现医护人员档案工资时，不足部分由当地财政补足，保证档案工资发放。

（2）实行医师（技师、临床药师）年薪制。

1）认真做好年薪的基础测算。根据各级医院上报的医务人员当年的收入状况，通过综合分析，参照国际惯例，综合考虑各方面情况和医师受教育时间长、培训时间长、劳动时间长、职业环境差、劳动强度大、执业风险大、技术含量高等特点，在公立医院改革中率先提出，医务人员工资水平应达到当地社会岗平均工资的2～3倍作为医师年薪的最高限额参照，不允许突破。但如有获得国家和省级学术奖励者，为鼓励学科发展，允许突破最高年薪，但这部分也要计入工资总额范畴。

2）确定医师年薪。年薪由基本年薪（档案工资）和绩效年薪两部分构成，住院医师最高年薪原定7万元，2012年度社会岗平均工资公布后，2013年7月最高限额调整为10万元，其他职级按5万元递增，最低年薪为医师本人的档案工资。

3）明确医务人员的薪酬来源。医务人员的薪酬全部来自医务收入（包括诊察费、护理费、床位费、手术治疗费），而药品、耗材和检查、化验收入均不包括在内。2014年全市22家公立医院人均收入为7.79万元，是社会岗平均工资的1.68倍。

4）平衡医师、护士、行政后勤人员工薪关系。目前医疗系统分配制度平均主义、“大锅饭”问题比较突出，如果医院的全体职工都实行年薪制，影响震动较大，有可能不利于社会稳定。三明市采取了以医师年薪制逐步过渡到全员年薪制。在工资总额中，医师、护士和行政后勤团队分别占50%、40%和10%，充分体现了薪酬向医技人员、一线人员、贡献突出人员倾斜，医务人员积极性大大提高。

（3）实行“全员目标年薪制、年薪计算工分制”，其创新之处在于实施全员目标年薪和院内收入分配联动改革，形成公开、公平、公正和透明的收入分配格局，从而改革医院按项目、按经济收入发奖金，医保按项目付费而导致的过度医疗、过度检查、过度用药的不良现象。此外，医院必须对本院上一年度薪酬发放情况进行院内公示，以示公平公正透明，充分调动医务人员积极性，逐步实现“三个回归”，即公立医院回归公益性质、医师回归看病角色、药品回归治病功能。

三明市稳步推进的公立医院薪酬制度改革对激发医务人员工作热情、提高医疗服务质量等方面都起到了积极作用，但仍存在着一些需要进一步改进的问题，例如，医院员工对绩效考核模式的不适应；工资未来的持续增长性不确定等。这些问题都是在接下来的改革中需要逐一突破的关键点。

6.2.2　上海模式

2005 年，上海市率先实施“管办分开、政事分开、政资分开”改革探索，设立了国有非营利事业法人，上海申康医院发展中心代表国家出资人，受托承担投资、管理、运营市级公立医疗机构的职能，分清出资人与经营者之间的责权。申康公立医院薪酬制度改革的策略是控制医院薪酬总额增长，引导医院控制医疗费用和成本的增速，改革院科两级奖金分配同创收挂钩的制度，抑制医院逐利性动机。2012 年，申康管理者注意到医院经营发展中出现了工资总额支出增幅大于医疗收入和业务量增幅的不正常现象，医院出现了挣取利润多分多得的逐利趋势，申康随即推出了“双控双降”改革，即控制医疗收入和医疗成本增长率，降低药品和卫生材料收入增长率，其中控制医疗成本增长率的重点是控制工资总额增幅，并且要求医院将院科两级奖金发放水平同创收脱钩。具体措施包括：

1. 控制工资总额增幅

2012 年，上海市两卫事业单位（公共卫生、基层卫生）实施绩效工资，市医院实行工资总额核定，总额核定后由医院核发。当年市级医院、县级医院、社区卫生服务中心、公共卫生事业单位在岗职工人均收入分别为社平工资的 3.46 倍、2.94 倍、2.25 倍和 2.57 倍。

2. 启动市级医院内部绩效考核与分配制度改革

通过分析国内公立医院内部绩效考核指标体系，梳理出临床科室、医技科室、行政职能部门内部绩效考核的有关指标，构建了以“八要素”为核心的绩效考核体系及相应的分配制度。市级医院积极借鉴国内外管理先进经验，综合运用关键指标法、目标管理法和平衡计分卡等多种方法，结合医院实际，建立了体现医院特色、学科特征和岗位特点的考核指标体系。医务人员绩效考核与经济指标脱钩，与患者满意、岗位工作量、服务质量、病种难易度、临床科研产出和教学质量、成本控制、医药费用控制、医德医风等“八要素”挂钩，加强了对公益和内涵的考核引导。

3．推行不同岗位、不同职级医务人员的分类考核

各医院根据不同岗位责任、种类与特点，开展绩效考核，考核均已覆盖临床、护理、医技等医务人员。临床医疗岗位考核突出临床服务能力的要求，岗位工作量、工作质量、医疗安全、患者满意等指标权重在考核体系中占主要比重；护理岗位考核强化护理部的垂直管理，加大院内护理人力资源的统一管理和调配力度；医技岗位考核探索采用工作量点数法，打破医疗服务项目价格桎梏，使医技人员的收入分配与其所在岗位的劳动价值直接挂钩。此外，部分医院还探索科研教学专职人员和行政管理人员的绩效考核，以岗定薪、以考定酬。

4．实施院科两级考核、两级分配，强化科主任管理和考核

医院在院科两级管理的基础上，根据“八要素”考核要求，按照各级各类人员的考核结果，将可分配总额按月核算到科室，科室再考核分配到具体医务人员。医院中层干部及以上人员，由医院班子组织考核。三分之二的市级医院中，科主任由院部直接考核和分配，不在科内二次分配。少数医院还细分考核单元，探索主诊医师组等关键岗位考核，促进绩效提升。为强化改革导向，大多数市级医院对科室内部二次分配也进行了规范。

5．破除以收支结余为基数的分配模式，建立与新的内部绩效考核体系相配套的分配制度，推进医院“转方式、调结构、转机制”

各医院积极探索有效激励、灵活多样的分配方式，各类人员的收入分配以绩效为基础、以考核为依据，根据不同岗位特点，充分了体现工作要素、技术要素、管理要素、责任要素等按贡献度参与分配。同时，理顺医院内不同类别人员之间的内部分配关系，体现不同人员之间结构合理。收入分配从原来模式下的“多收多得”，转向新分配模式下的多劳多得、优绩优酬，重点向临床一线倾斜，向关键岗位、业务骨干和疑难重症诊治等员工倾斜。同时，新分配方案兼顾公平和效率，体现同类人员中限高托低，充分发挥绩效分配的激励导向作用。

6．实现收入“两切断、一转变”，分配初步做到“八个不一样”

“两切断”是指切断科室经济收入指标与医务人员考核之间直接挂钩关系、切断科室经济收入与医务人员收入分配之间直接挂钩关系，“一转变”是指转变以科室收减支结余分配模式。改革后，市级医院的科室和医务人员个人的考核指标与药品收入、检验检查收入、耗材收入等经济指标完全脱钩，医务人员收入分配与科室经济收入指标脱钩，收入分配基数与科室收支结余脱钩，内部运行机制正在逐步转变。市级医院的医务人员收入分配努力体现“八个不一样”，即患者满意不满意不一样，工作量做多做少不一样，岗位工作做难做易不一样，医疗质量高低不一样，成本节约浪费不一样，患者医疗费用控制合理不合理不一样，在临床工作的同时、做不做临床科研和教学工作不一样，医德医风优良与否不一样。

上海申康医院发展中心通过预算管理控制医师工资总额增长幅度，没有统一制定医师工资标准，也没有触动编制等体制问题。申康聘请资深医院院长和同行学者成立预算专家委员会，每年召开一次预算汇报大会，所有医院的院长和预算管理人员在会上向预算专家委员会汇报医院运营情况和预算，专家委员会委员和申康管理团队在会上指出医院运营的问题和资源配置的合理性，然后经过沟通修改后报上海市财政局批准。院科两级奖金分配同创收脱钩的改革方案一般都是把奖金同工作量紧密联系起来，以避免工作效率下滑。在新的激励机制下，申康在加强绩效管理的同时，让医院转变医疗服务模式，侧重大病和重病的诊治，以提高人均服务回报来保证薪酬和净收入的持续增长。

申康能够取得成功的必要条件是数据支持下的精细化管理，医联工程和财务管理成本核算系统可以监测到医院每一项药品和材料的使用及财务收支状况，实时掌握医院的动态，按照政府办医的基本目标进行精细化管理，有支持也有严控。因此，申康可以通过只控制工资总额的增长和薪酬增长率，把薪酬具体分配方式交给医院院长，给予院长更大的医院内部经营管理权力来决定各自的薪酬分配方式。而申康则关注医院的发展是否与政府规划目标保持一致，医院的服务是否同公立医院基本目标一致，医院薪酬分配是否与政府同医院院长的合同契约保持一致等精细化管理。

6.2.3　深圳模式

深圳公立医院薪酬制度改革是从管理体制和人事制度改革着手，取消事业单位编制，按照现代医院管理运营特点，彻底改革医院的管理结构，提高管理效率和服务质量。深圳医管中心的成立体现了深圳市领导探索管办分开体制改革的举措，通过新老医院的不同办法，推动了公立医院在没有事业单位编制下的现代医院管理体制建设。2015 年，深圳医管中心出台了《深圳市深化公立医院综合改革实施方案》，对老市属医院冻结了公立医院现有编制，新入职医师一律不再享有编制身份、医师薪酬将按照多劳多得的原则向年薪制过渡。为进一步推进医改，深圳市 2016 年率先提出新建市属公立医院不再实行编制管理，取消行政级别，实行全员合同制管理，并对新建医院实行全面工资改革，根据“以事定费、以质定效、按岗聘用”的资源配置方式，进行覆盖全员的市属公立医院工资总额管理。典型案例是香港大学深圳医院、南方医科大学深圳医院和中国医学科学院肿瘤医院深圳医院。

香港大学深圳医院实行全员聘用制，在核定员额的范围内，根据业务运营需要自主设置、增加或删减岗位，所有岗位人员均依法签订书面聘用合同，合同期为 3 年。同时，建立以岗位管理为核心的人事制度和薪酬管理制度，打破了以级别定薪酬的传统，实行“以医师实力定岗，按岗位定薪酬”的分配方式，高薪养廉。薪酬主要包括基本工资、岗位津贴和绩效工资三个部分，根据职责任务按需设岗、按岗聘用、以岗定薪、同岗同酬，合理拉开医师、护士、医技、行政、辅助人员的薪酬待遇。医师年薪起点是 40 万元，最高的顾问医师年薪近 100 万元，充分体现医师的劳务价值和技术价值。

6.2.4　其他模式及改革

1. 四川省薪酬改革

2017 年，四川省印发《四川省关于开展公立医院薪酬制度改革试点工作的指导意见》，并在泸州、绵阳、南充、宜宾四市进行为期 1 年的公立医院薪酬制度改革试点，采取的措施包括：

（1）合理确定公立医院薪酬水平。允许医疗卫生机构突破现行事业单位工资调控水平，对医疗卫生机构单独制定绩效工资总量核定办法。允许医疗服务收入扣除成本并按规定提取各项基金后主要用于医务人员奖励，在核定的绩效工资总量内合理提高医务人员奖励水平。公立医院薪酬水平和绩效工资总量根据当地经济发展、财政状况、单位工作量、服务质量、公益目标完成情况、医保控费效果、成本控制、绩效考核结果等合理确定。对高层次人才聚集、公益目标任务繁重，承担科研、教学任务以及需要重点发展的公立医院或绩效考核评价结果优秀的公立医院，适当提高薪酬水平。

（2）落实公立医院分配自主权。结合公立医院公益性定位、工作特点和本地实际，以及不同公立医院的功能定位和医、护、技、药、管等不同岗位职责要求，合理确定公立医院薪酬结构，注重医务人员长期激励。医院在核定的总量内进行自主分配，自主确定奖励性绩效工资和基础性绩效工资比例。严禁向科室和医务人员下达创收指标，医务人员个人薪酬不得与药品、卫生材料、检查、化验等业务收入挂钩。要合理确定编外人员工资待遇，逐步实现同岗同薪同待遇，激发广大医务人员活力。

（3）允许多点执业。鼓励医务人员到基层、边远地区、医疗资源稀缺地区和其他有需求的医疗机构多点执业。第一执业医疗机构应合理确定医务人员岗位职责及工作量，逐步规范全职与兼职的分类管理，为医务人员多点执业创造条件。医师多点执业地的薪酬，根据实际工作时间、工作量和工作业绩等因素，由执业地点医疗机构与医务人员协商确定，所支付的薪酬不纳入绩效工资管理。

（4）健全多重激励机制。公立医院职务科技成果转化的收益，按规定划归成果完成人及其团队部分，不纳入绩效工资管理。公立医院对引进教学科研急需、紧缺的高层次人才的特殊报酬，对职务发明完成人、科技成果转化重要贡献人员和团队的奖励，以及面向企业和社会承担科研项目、开展技术服务（含技术开发、技术转让、技术培训和咨询等）所获收益中发给医学科研人员及其团队的劳动报酬，由主管部门专项据实核增计入当年单位绩效工资总额，不作为绩效工资总额基数。核增情况送同级人力资源和社会保障、财政部门备案。

（5）健全以公益性为导向的考核评价机制。公立医院要合理制定内部考核评价办法，加强对医务人员的平时考核、年度考核和聘期考核，综合考虑岗位工作量、服务质量、行为规范、技术能力、医德医风和患者满意度等因素，考核结果与医务人员薪酬挂钩。公立医院主管部门要加强对公立医院主要负责人的考核。综合考虑工作责任、医院管理的实际情况、公立医院公益性考核评价结果和任期目标任务完成情况等因素，定期组织考核，考核结果与公立医院主要负责人薪酬挂钩。

2．安徽省薪酬改革

安徽省积极探索薪酬制度改革方案，于2015年2月提出“建立符合医疗行业特点的公立医院人事薪酬制度”，要求实施绩效工资制，健全绩效考核体系，拉开收入差距，体现多劳多得、优绩优酬。同年，安徽省人社厅发布《关于完善公立医院人事薪酬制度的实施意见》，提出“以各公立医院人员经费支出占总支出实际比例为基数，稳步提高医务人员收入水平，力争到2017年人员经费支出占业务支出比例达到40%”。

安徽省政策建立基本工资标准的动态调整机制，要求提高基本工资所占比重，稳步提高医务人员的薪酬水平。动态调整机制包括对薪酬体系的调整和对医务人员个人薪酬的调整两部分。在考虑经济发展、物价变化和财政状况的基础上，薪酬体系的动态调整机制需要综合公立医院的发展战略、激励导向和薪酬政策等变化，重点控制工资总额和绩效总额，并综合考量医院的财政能力。对医务人员个人薪酬的调整主要依据医务人员的个人能力和工作成效的变化，按照省各市、县（区）等经济情况，参考社会平均工资和其他类似风险行业的薪酬数据，按照医院的不同级别、种类和规模，合理设置薪酬标准，允许在一定范围内波动，再以1至3年为周期进行总量的调整。

3．重庆市薪酬改革

从2009年开始，重庆市依据国家会议精神和方针指引，围绕政府、公立医院、利益相关人三方展开医院薪酬制度改革，具体分为3个阶段：

（1）初步建立合理的考核和激励制度：2009年重庆市人民政府印发《关于深化医药卫生体制改革的实施意见》，提出“建立以服务质量及服务数量为主、以岗位责任和绩效为基础的考核和激励制度”；《关于印发2011年重庆市公立医院改革试点工作安排的通知》提出“实行岗位绩效工资制度，提高临床一线医务人员的待遇水平。”

（2）创新考核机制和绩效机制：2013年，重庆市人民政府办公厅发布《关于巩固完善基本药物制度和基层运行新机制的意见》，提出以服务质量数量、患者满意度、任务完成情况和城乡居民健康状况等作为主要考核指标，其结果与绩效工资总量挂钩，合理拉开收入不同岗位不同职务工作人员的差距，提高基层医疗卫生机构人员的薪酬待遇，进一步完善医院薪酬的考核方式。

（3）建立以公益性为向导的绩效考核制度，突破工资总量限制：2015年，重庆市人民政府办公厅印发的《关于推进公立医院综合改革及重点任务责任分工的通知》提出，建立适合医疗行业特点的人事薪酬制度，科学核定公立医院绩效工资总量，建立绩效工资水平动态调整机制，即在保证公益性及医院发展水平的基础上，允许对医院给予适当倾斜。

2016年，重庆市正式实行院长年薪制，并探索医务人员目标年薪制政策。

2017年，《关于印发重庆市"十三五"深化医药卫生体制改革规划的通知》提出，探索建立适应医疗行业培养周期长、职业风险高、技术难度大、责任担当重等特点的公立医院薪酬制度，完善正常调整机制，健全激励约束机制。随后《关于公立医院薪酬政策试点工作的实施方案》指出，允许医疗卫生机构突破现行事业单位工资调控水平，合理确定公立医院薪酬水平和绩效工资总量，并且建立以公益性为向导的绩效考核体系，将综合绩效考核的结果与收入分配挂钩，灵活确定绩效工资构成比例，对特殊岗位工作人员采取年薪制、协议工资、项目工资等灵活多样的分配方式，落实医院的分配自主权。

2017年6月，巴南区人民医院、垫江县人民医院等6家医院启动公立医院薪酬制度改革试点。为了调动医务人员积极性，提升患者满意度，试点医院实行基础绩效＋超额绩效的绩效工资体系。在核定的绩效工资总量内，可采取灵活多样的方式，如设立超工作量奖励、加班（值班）补贴等项目，进行自主分配，体现多劳多得、按劳取酬的分配原则。在超额绩效方面，在兼顾医院长远发展的基础上，超额绩效水平上不封顶，不受当地事业单位收入水平的倍数限制。超额绩效计算方式为：医院收入扣除成本后，按照不低于15%提取事业发展基金，结余部分作为超额绩效经费基数，再根据医院考核结果，对超额绩效经费进行分配。基于上述薪酬改革措施，巴南区试点医院总结形成出"1＋4"的绩效管理方案，"1"是指绩效总方案，"4"则分别是运营绩效、目标绩效、履职绩效和激励绩效。

试点半年的数据显示，6家试点医院门急诊人次、出院人次数分别上升4.6%和8.7%，患者满意度较改革前提升4.81%，公益性显著提升；绩效工资水平较改革前增长 5%～20%，有效提高医务人员工作积极性；2017 年，6 家试点医院事业基金提取比例为 15%～36%，累计达 6800 万元，为医院可持续发展奠定坚实基础。

4．江苏省薪酬改革

江苏省探索建立符合医疗卫生行业特点的薪酬制度，合理确定薪酬总量，优化薪酬结构和分配机制，在南京等 6 个市县试点后，公立医院医务人员绩效工资水平普遍有了较大幅度提高，在“推进薪酬制度改革，调动医务人员积极性”方面提供了“符合实际、可复制、可推广”的成功经验。2015 年 8 月，江苏出台了《关于深化我省先行先试地区公立医院薪酬制度改革的指导意见》，明确了“提高绩效工资总量调控水平、强化绩效考核、扩大单位内部分配自主权、建立绩效工资总量动态增长机制、支持医师开展多点执业、试行院长绩效工资年薪制、鼓励医疗卫生高层次科技人才创新”等新的政策举措，具体包括：

（1）适当提高公立医院绩效工资总量调控水平：公立医院绩效工资总量调控水平在当地事业单位绩效工资基准线水平上实现较大突破，提高公立医院绩效工资总量调控水平，将县级、省属公立医院绩效工资总量由当地其他事业单位基准线的 150% 上调到 180%～190%，高层次人才聚集的医院可适当再提高，针对医务人员加班、值班、夜班和上门服务等正常工作时间外劳动应得报酬，再增核 10%～15% 的额度。符合规定的高层次卫生人才薪酬待遇由用人单位自主确定，不纳入所在单位绩效工资总量。

（2）以公益性服务为核心，建立科学的绩效考核评价制度：以突出公立医院功能定位、公益性职责履行、合理用药、费用控制、运行效率和社会满意度等考核指标，建立科学的绩效考核评价体系，全面开展公立医院年度绩效考核评价工作。同时，充分运用绩效考核评价结果，将其与公立医院绩效工资总量水平、院长绩效工资年薪水平和内部分配相挂钩，以充分体现收入分配的激励约束机制。

（3）建立绩效工资动态调整机制：对绩效考核评价结果为优秀和良好的单位，其次年人均绩效工资总量可按当地基准线适当提高；对绩效考核评价结果合格的单位，原则上不予提高；对绩效考核评价结果不合格的单位，其次年人均绩效工资总量要适当下降。凡未按相关规定开展公立医院绩效考核评价工作的地区，不得提高绩效工资总量水平。

（4）健全公立医院内部分配机制：在核定的绩效工资总量内，医院自主进行绩效工资内部分配，并根据行业特点设立岗位津贴、生活补贴、科研津贴、医疗卫生职业津贴、延时加班补贴、值班补贴、夜班补贴等项目。在具体分配时，综合考虑医疗卫生行业培养周期长、职业风险高、技术难度大、责任担当重等因素，重点向临床一线、关键岗位、业务骨干、风险度高和贡献突出等医务人员倾斜，保障医师绩效工资水平明显高于本单位人均水平，真正做到多劳多得、优绩优酬。严禁给医务人员设定创收指标，严禁将医务人员收入与医院的药品、检查、治疗等收入挂钩。

（5）建立科学的院长绩效考核评价机制，并试行院长绩效工资年薪制。强化院长年度目标管理，建立问责机制，加强对院长的激励约束，建立科学的院长绩效考核评价机制和指标体系，同时及时将绩效考核结果向社会公开。对年度绩效考核结果优秀或良好的，其绩效工资发放水平可适当提高；对年度绩效考核结果合格的，原则上不得提高绩效工资发放水平；对少数年度绩效考核结果不合格或存在突出问题的，应降低绩效工资发放水平；未按照相关规定开展院长绩效考核工作的，不得提高其绩效工资发放水平。为保持合理的分配关系，院长绩效工资年薪水平原则上控制在单位绩效工资年人均水平的1.5～3倍。同时，严禁将院长收入与医院的经济收入直接挂钩。

我国各省在医改过程中不断在薪酬管理方面进行探索，为以后的薪酬管理提供有益的借鉴经验。

（丁朝霞　涂虹羽）

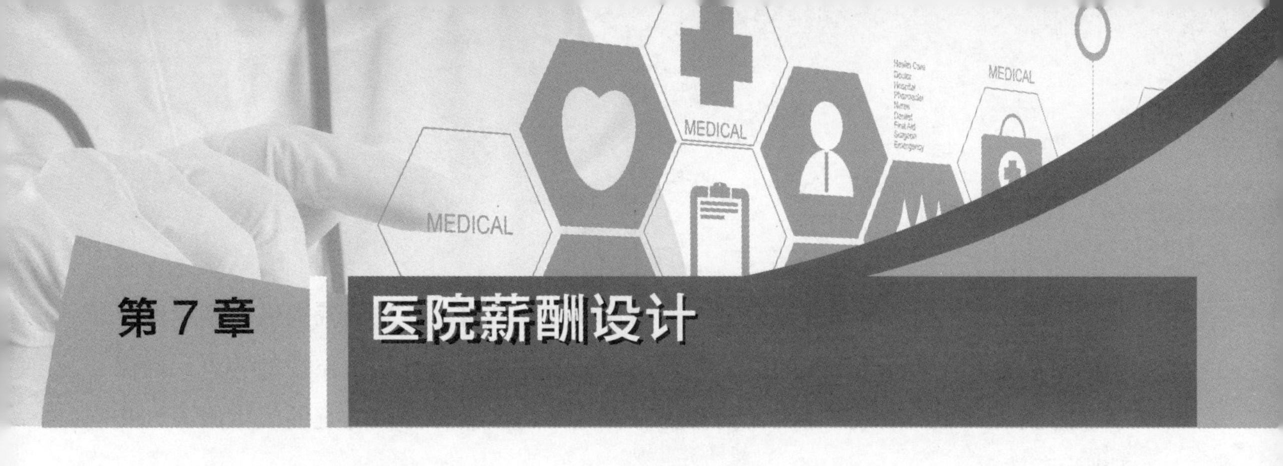

第7章 医院薪酬设计

薪酬激励直接影响到医务人员的工作满意度和离职意愿，是医院激励手段中最具有影响力及最直接的影响因素。医院的战略目标是通过医务人员的贡献予以转化的，有竞争力的薪酬政策才能吸引和留住医务人才，提高医院的核心竞争力，科学有效的薪酬设计才能发挥薪酬激励作用，有助于医院的战略发展。

7.1 医院薪酬制度设计的基本原则

医务人员作为医疗服务的生产者及医院第一资源和驱动力，作为医院核心生产要素，其个人行为影响着医院公益性和效率性平衡的实现。合理、公开、公正、透明的薪酬激励机制能够直观、有效地刺激医师发挥其工作潜力，提高工作能动性。因此，薪酬激励制度应具有科学、合理、多元、灵活等特点，以便满足不同岗位、不同职位、不同条件岗位的需求并提高满意度，从而激发工作积极性，提升医疗服务质量和医院整体运行效率。

7.1.1 立足于行业特点，公益性与效率性兼备

医院作为一个较为特殊的服务机构，拥有高、精、尖的科学技术，高风险性、高压力的工作性质，大量掌握复杂医学知识的知识型员工。在我国以公立医院为主导、非公立医院共同发展的背景下，大部分医院由于其出资人性质，表现出特有的公益性和效益性二元属性。医疗改革的不断深入和相关政策的依次颁布，对医院维护公益性、实现社会效益和服务效能提出了更高的要求。

1. 公益性

相比其他行业，医疗行业拥有更为复杂的特点。作为行业中医疗服务的主要提供者，公立医院承担着公共卫生责任，因其是以政府为出资人的公益二类事业单位，

其资产归国家所有，体现为国有资产的为民属性。其次，公立医院提供的基本医疗服务属于竞争性和非排他性的准公共产品，是公用的，满足其公益性的特点，确保“人人享有基本医疗保健”，但在消费上存在竞争，即满足提供适宜的卫生服务，又实现运营效率。

公立医院公益性的目标与行为和政府的发展规划与要求保持一致，同时也能顺应社会的需求从而使社会福利最大化。通过配合宏观调控引导公立医院实现政府的要求，满足社会的基本医疗服务需求，合理调配医疗卫生资源以及控制医疗费用，也是公立医院公益性的具体要求和表现。

2. 效率性

医院作为医疗卫生服务的提供者也具备着经营生产属性。在医疗服务市场中，医疗服务是商品，医院及医务人员是该商品的提供者，患者则为该商品的购买和使用者。医疗服是医院运用科技、设备、药耗等以及医师的知识共同产出的一种非物质产物，由政府统一定价，医院面临成本、价格、竞争等市场要素，生产成本仅有部分来自政府补贴，剩余部分由医院自负盈亏。根据《2021年中国卫生健康统计年鉴》，2020年，我国公立医院年总医疗收入达30,057.68亿元，其中财政补助9,636,65亿元，医院在人员经费方面的总支出达14,841.69亿元，财政补助仅为人员经费支出的64.93%。我国财政对于公立医院的人员经费投入并不能保证其正常运转，需要医院通过提高运营效率，实现社会效益和服务效能。

市场化行为的存在与医院的公益性的相悖，若对医院管控不足，医院的公益性将被忽视，因此需要强调医院对社会效益和服务效能实现的维护。另外，随着医疗服务市场的不断完善，医疗活动必然会受到市场竞争机制的制约，公共服务的市场化同样要注意竞争，提高资源的配置效率和利用效率。

7.1.2 扎根于内部治理：激励与约束并重

医务人员具有工作强度高、压力大，知识储备量大且具有较高时效性、职业风险高的职业特性。如何激发员工的生产积极性是医院薪酬管理必须解决的问题，是医院提高运营效率、确保生产性和经营性的核心，而如何准确、客观、科学的薪酬激励体现医疗服务高知识技术含量、服务难度是医院薪酬管理的重点。

1．战略导向

医院薪酬设计必须坚持战略导向，从医院发展战略的角度出发，在人工成本规划预算、组织结构、定岗定编、岗位价值评估的基础上，确定薪酬结构和制定薪酬评估标准。通过目标管理，设立标杆值，引导医务人员行为向医院战略发展靠拢，减少或消除不利于医院发展战略的因素，促进医院各级人员同长期利益与医院战略发展有机联系。

2．激励性

激励是人力资源管理理论中的核心，是“激发人的行为动机并使之朝向组织目标”的过程。在设计薪酬时，医院须充分考虑薪酬的激励作用，不断完善薪酬激励管理制度。一方面，医院应科学考量医务人员面临风险的承受限度与能力，满足人才风险规避的综合需求，并使人力成本、总体薪酬额度有效降低。另一方面，医院应完善间接和非货币型薪酬管理，根据医务人员个性化需求提升福利待遇，满足医务人员物质和精神层面综合需求。薪酬外在激励具有可量化特征，医院应科学掌握及了解行业中各个技能岗位薪酬方式的管理平均水平，避免待遇薪酬等级制定缺乏有效依据。

3．公平性

公平性是工资设计中最基本也是最重要的原则。公平不等同于平均，基于公平原则的薪酬体系才能有效地发挥竞争、激励作用。公平性是医院的内部、外部、纵向和横向相对公平，考虑的是医务人员的付出和回报比，他们不仅关心所得薪酬的绝对量，也关心薪酬的相对量。内部公平要求根据医务人员从事工作的相对价值、面对风险来支付报酬；外部公平，即医院薪酬水平与同区域、同类医院的薪酬水平相比具有一致性；横向公平代表医务人员的薪酬标准、尺度一致；纵向公平要求医院设计薪酬时必须考虑到历史的延续性。

医院在对内部员工制定薪酬管理制度阶段中，应全面充分做好前期调研工作，同时应参考同等水平或同类医院的各项薪酬管理政策，展开积极对比。同时，应全面尊重医务人员的参与权与知情权，切实提升企业绩效管理激励工作的水平与综合质量。

4．约束性

医院应科学构建绩效工资管理评估体系，针对单一的考核指标现状，多元化应用构成策略、结构水平策略、支付调整策略构建考核体系。例如定期开展岗位技能比拼、履行督导核查体制、竞争上岗、定期轮岗、阶段考核制度，实施绩效薪酬、浮动薪酬管理，依据员工成绩履行奖惩激励措施，确保各项评估标准及管理的公正、公平。例如，医疗服务的无形性、高知识附加值等特性极易造成供需双方的信息不对称，从而诱发医师的逐利行为。“优劳优酬”的薪酬激励制度改变了传统“多劳多得”薪酬激励的逐利性，在有效提高医师的劳动收入，凸显其个人价值的同时，亦可以有效形成约束机制，规范医师的执业行为。

7.2 医院薪酬激励制度设计的影响因素

7.2.1 医院发展战略

随着医疗服务市场的不断完善和人民健康需求的不断释放，医院的发展战略目标也在不断改变。如果医院薪酬激励制度设计的总体管理目标与医院的发展战略相偏离，或对医院发展战略理解不全面，存在主观选择，则极易导致个体行为的价值偏移，从而也会影响到医疗服务的提供，不利于医院的长远发展。

根据国家分级诊疗政策的引导，三级公立医院应主要针对于解决疑难杂症、攻坚科研难题，单纯地追求经济效益的医疗行为是无法满足我国目前政策的引导以及社会对医师的需求，应从简单的门诊向经济收益，转向住院医疗诊治，通过调整薪酬结构占比及绩效考核指标，凸显公立医院应有的公益性、责任感等价值属性，将重心关注在医疗服务中，单纯化医疗卫生服务，从而减少逐利性质及其他不合理的医疗行为。

7.2.2 工作难度与工作量

医院“自负盈亏”的运转模式要求医院需要通过自身的运营创造价值，确保正常运营不受到经济压力的影响。医院的价值体现主要由其医师及相关医务人员对患者的医疗服务提供来达成。因此，工作量是决定医务人员薪酬水平的基本因素，不论如何薪酬激励，服务人数即工作服务量的根本地位是无法动摇的。

然而，医改的不断深入要求医院弱化以逐利性工作量为主的医疗行为，强调对于医疗质量及难度的导向。因此，薪酬激励制度设计时应充分考虑工作难度系数，用以综合评价医疗服务提供能力和劳动价值，既符合医务人员个人价值选择，体现三级公立医院的价值导向，从而达到同时能充分促进医院发展，又能达到个人价值观和医院价值的契合，体现工作难度的常见指标包括 CMI 指数和死亡率。

7.2.3　质量控制与成本管理

基于对公立医院运营成本及收益方面的考量，如果医院对医师及相关医务人员薪酬制度是将完成如工作量及医疗收入等收入性指标放在首位，相对工作质量、满意度等指标的优先级相对靠后，那么可能导致医师及医务人员过度追求完成收入性指标的同时，也间接地影响了其医疗服务提供的方式，进而可能发展成以逐利为主的过度医疗行为，逐渐弱化了公立医院服务的公益性。因此，医院薪酬管理应当与质量控制和成本管理紧密结合，甚至考虑增加相关指标的比重，如将 DRGs 中的实际负责人数、DRGs 组数、成本收入比等纳入考核指标，通过该类型指标的考核和激励，保护和培育骨干人才，提升医院人力资源管理水平，进而维护公益性并实现社会效益和服务效能。

DRGs 作为医院精细化管理的工具之一，按照临床过程同质、资源消耗相近的原则，将不同的病例分门别类。DRGs 对医院薪酬管理的重要意义在于：首先，DRGs 管理工具中关于疾病风险程度和难度系数的界定，对不同岗位进行重新设计，科学调整不同岗位的工作难度要求，从而明确不同级别、不同类型医师的岗位责任，并设置岗位工资与相应的激励手段，形成更加合理的激励约束机制，并且以此为引导，确保核心人才的培养，减少人才的不合理流失。其次，DRGs 可以对绩效考核制度进行重构，增加不同服务提供者之间同质病例服务绩效的可比性，改善相同服务提供者之间不同难度系数诊疗服务的差异性，从而有效提高绩效考核结果的可靠性。通过运用 DRGs 对绩效薪酬进行评估时，可以适当调节难度系数较高、风险性较大的医疗服务的绩效系数，降低那些低难度系数的绩效系数，引导医院聚焦于疑难重症，有益于分级诊疗政策的发展。最后，DRGs 可以帮助理顺医院运营管理中成本变化的脉络，精准地反映医院成本结构与分布及时掌握各类成本变化趋势，控制医院的医疗服务成本，提高医院运营的质量和效率。

7.2.4 个人发展需要

由于医院中具有高层、中层及低层的多层次医务人员，其追求层次存在差异，根据马斯洛需求层次理论，满足基本生理需求后，人会寻找更高层次的需求。低层入职年限较短的医务人员更倾向对于物质满足的追求；高层医务人员更倾向对精神满足的追求，故单纯的货币性薪酬激励无法满足医院员工的发展需求。因此，除一般经济性薪酬外，薪酬设计中对医师及其内部人员非物质性激励制度给予一定的重视，以满足医务人员结构的不同追求，如增长性带薪休假时长、补充保险机制、对个人未来发展机会的提供以及基于机构独有的福利等。

同时，组织文化作为医院发展过程中均会因为某种原因出现其独有的特质，包含了医院发展的特色思想、意识、观念以及形态与行为模式。医院对内部员工进行如医院文化培养、人文关怀、福利提供等非经济性薪酬的激励，使其对心理层面收入满足感提升的同时，也增强了其忠诚度、使命感及归属感等，致使医务人员从主观角度出发，作为公立医院的组成部分、作为其核心人力资源，主动提升自身工作效率，优化医疗服务，从而提高医院运行强度。

7.3 医院薪酬激励制度设计的主要内容

良好的制度设计是激励机制开展的前提，而科学合理的激励机制是实现薪酬激励有效性的基础。薪酬激励制度设计主要包括三个内容：薪酬目标确定，薪酬体系设计，薪酬体系动态管理和调整。

7.3.1 薪酬目标确定

薪酬目标确定是薪酬激励的起点，薪酬激励有效性的前提和本质是妥善平衡组织发展要求和满足员工需求，因此，必须要明确薪酬激励的目标。公立医院医师薪酬激励机制需要体现公立医院的发展特点和医师作为知识型员工的职业特点。

7.3.2　薪酬体系设计

薪酬体系的设计是实现薪酬激励的核心和关键环节。科学有效合理的制度设计实现薪酬激励目标的关键，在目前的医疗服务环境中，绩效工资作为重要的薪酬分配组成部分，必须妥善调整其在医务人员薪酬分配方案中的比例，切实解决基本工资和绩效工资倒挂所带来的问题，合理规范医疗服务的效率和效益型。因此，如何合理地调整薪酬结构，突出医务人员岗位工资的基本保护性和公平性，同时又尊重绩效工资对工作难度和职业特殊性的体现，是薪酬制度设计的重中之重。

7.3.3　薪酬体系动态管理和调整

科学的薪酬激励机制离不开整个管理过程的动态调整，因此对薪酬激励的动态调整是整个激励体系存在的必要保障。而动态调整的过程，必须充分尊重外部政策环境和医疗服务市场的不断发展，同时关注医院价值导向和组织文化的引导作用（图 7-1）。

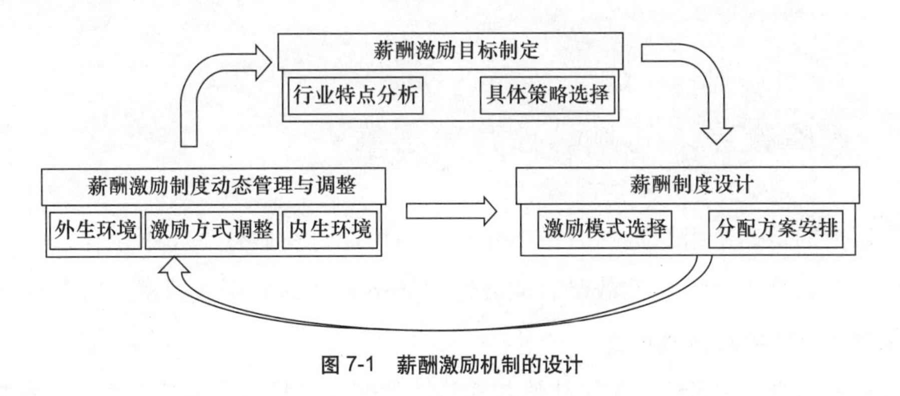

图 7-1　薪酬激励机制的设计

（丁朝霞　肖昱华）

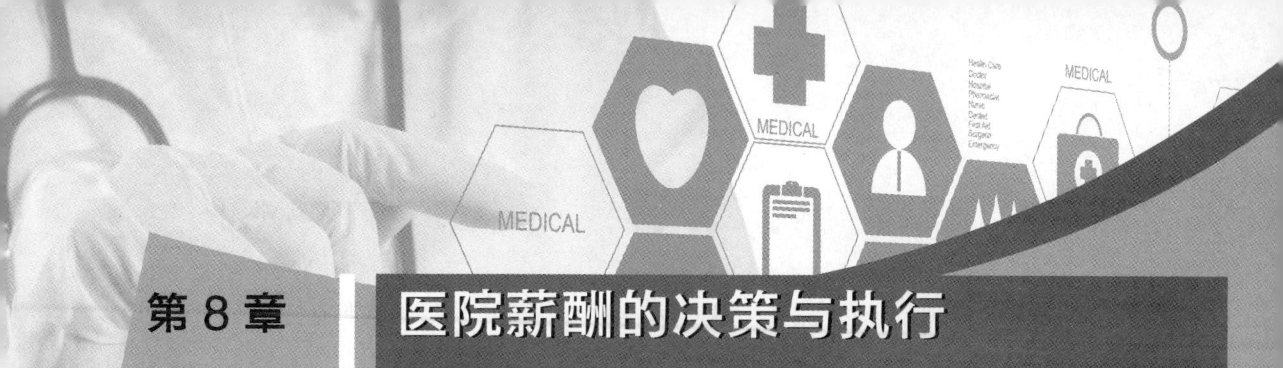

第 8 章　医院薪酬的决策与执行

在本书前面章节的描述中，我们已经认识到薪酬是指员工向其所在单位提供所需要的劳动而获得的各种形式补偿，是单位支付给员工的劳动报酬。这种为员工付出而由单位给予支付的“回报”可分为货币性薪酬和非货币性薪酬两大类，那么，什么样的员工更重视货币性薪酬？什么样的员工更重视非货币性薪酬？或者说，一名员工在什么阶段会更重视货币性薪酬或非货币性薪酬？作为医院管理者，又该如何对货币性薪酬和非货币性薪酬的结构与内容进行考虑，以期望能够更好地满足员工对薪酬的预期。薪酬管理作为人力资源管理的核心内容，它在本质上是一种激励管理，应用好了，就可以极大地开发员工的潜能和调动员工的积极性，使员工的行为与医院的宗旨和使命高度趋于一致。所以，薪酬管理已经与医院发展和人力资源开发战略紧密地联系在一起。建立更加公平、公正和科学的薪酬管理体系并随着客观环境的变化不断地加以优化，已成为医院高层领导和人力资源管理人员的共识。由此，医院薪酬的战略性决策与有效执行也就显得愈加重要。

8.1　医院领导者的战略性薪酬思维

战略指的是一个组织选择的根本导向。组织通过在做什么与不做什么的选择过程中做出的权衡来界定它的战略。战略性薪酬指的是到底哪些因素可以帮助组织保持并赢得竞争优势的薪酬选择。

一家医院的功能定位、发展战略与战略性薪酬管理相匹配的逻辑关系（图 8-1）。

医院领导者的战略性薪酬思维就是能够根据医院的功能定位、发展战略因地、因时甚至是因人而制订不同的薪酬体系，且这种薪酬体系的最终目的是确保医院的发展和竞争优势的保持。如前文提出的五种薪酬结构模式。

一是依据岗位或职务进行支付的薪酬体系即岗位薪酬制或职务薪酬制；

二是依据技能或能力进行支付的薪酬体系即技能薪酬制或能力薪酬制；

三是依据以绩效进行支付的薪酬体系，如计件工资制、提成工资制、承包制等；

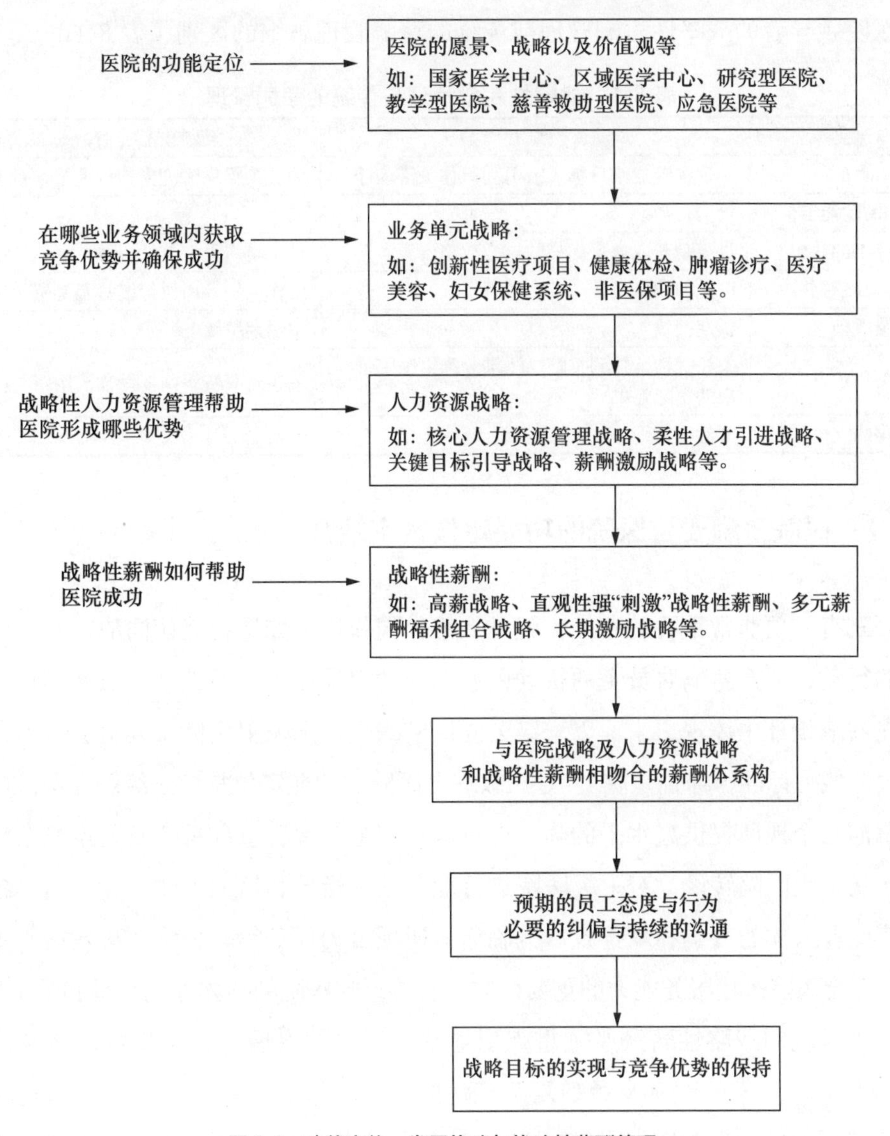

图 8-1　功能定位、发展战略与战略性薪酬管理

四是依据岗位（职务）和技能薪酬进行支付的薪酬体系即岗位技能薪酬制或职务技能薪酬制；

五是依据岗位（职务）和绩效工资进行支付的薪酬体系即岗位绩效薪酬制或职务绩效薪酬制。

仅就这五种薪酬结构模式而言，什么样的医院，或一家医院在什么时候，或针对什么样的岗位来应用哪一种薪酬结构，很难有一概而论的结论，这就需要医院领导者具有审时度势的战略思维，适时作出有利于医院发展和员工成长的薪酬决策。

医院领导者的战略性薪酬管理与传统的薪酬管理思维的区别（表 8-1）

表 8-1 战略性薪酬管理与传统的薪酬管理

维度	战略性薪酬管理思维	传统的薪酬管理思维
目的	实现医院战略目标；吸引和留住关键人才	为员工提供管理支持；注重稳定与平衡
薪酬的功能定位	投资行为	成本
对员工的认识	员工是获取竞争优势的核心战略资源	员工是一种工具性资源
设计依据	医院的战略目标	工作类别、岗位等级甚至是资历
绩效理念	长期绩效	中短期绩效
关注重点	关注激励、强调贡献、注重分配给医院带来的实际效果	关注薪酬基本制度设计的逻辑与技术
对文化的支撑作用	非常明显	不明显

8.1.1 医院薪酬要与医院的功能定位紧密结合

薪酬有一项非常重要的功能，就是战略导向作用。如果我们认同战略必然转化为员工的行动，那么薪酬对员工的行动则有明显的引导作用，即鼓励什么和不鼓励什么必须在薪酬设计中体现出来。以三级公立医院为例，国家卫生健康委员会《三级医院医疗服务能力标准（综合医院）》对三级综合医院的功能定位是：三级综合医院的主要功能是向几个地区提供高水平的临床专科医疗服务，解决急危重症及疑难复杂疾病诊疗，接受二级医院转诊，对下级医院进行业务技术指导和培训人才；完成培养各种高级医疗专业人才的教学和承担省以上临床科研项目的任务等。临床专科发展水平是衡量三级综合医院医疗服务能力的重要标志，直接反映医院的整体办院水平和学术地位。

三级医院的战略性薪酬必须重点引导临床专科的发展，且薪酬更多地倾向于鼓励医务人员解决急危重症及疑难复杂疾病的诊疗。所以，大型“三甲”医院的薪酬就必须起到“筛选”患者的作用，即让医务人员有更多的精力去从事疑难病例的诊治、科研、教学和对下级医院的指导与帮扶。由此可见，战略性薪酬是一种如何看待通过薪酬管理保障医院整体战略实现的新理念，其核心和关键是医院为了保持竞争优势而做出的一系列战略性决策的。

8.1.2 医院薪酬要与医院发展阶段紧密结合

既然薪酬要为医院的发展战略服务，那么，在医院不同的发展阶段就要有不同的发展战略。如果医院是初创期，患者的认同度和社会知名度可能都比较低，这个时候需要的是患者流量，在这种情况下，薪酬就需要关注数量，注重数量的激励，以确保医务人员尽可能有饱和工作量以及医院的空间尽可能得到充分利用。如果医院在服务质量上尚未得到患者的认可，或在某一阶段服务质量下滑，则应该改善患者就医体验，全面提升患者满意度，这个时候薪酬就应该集中到激励服务态度和行为的改善上。医院薪酬设计只有与医院发展阶段紧密结合起来，才能引导医院始终走在正确的发展轨道上。

8.1.3　医院薪酬要与医院经营战略紧密结合

医院经营战略是医院为实现长期发展目标而作出的全局性的经营管理计划。医院经营战略的落地必然依赖于员工的行为。不同功能定位、不同等级甚至不同地域的医院都有不同的经营战略，即使是同一家医院在不同的发展阶段或者是不同的领导班子也可能有不同的发展战略。如果医院是技术创新型战略，其薪酬就需要走稳定性高薪酬的策略，因为技术创新需要高端人才且技术创新有一个持续的过程，这种情况下，就不适宜用短期激励的方式，而是要通过稳定的高薪来“拴心留人”，且需要给人才创造一个良好的氛围。如果医院的经营战略是服务取胜型的，则需要设计出注重营造良好团队氛围的薪酬体系，同时要注重福利在整个薪酬体系中的作用。

8.1.4　医院薪酬要与满足员工的个人需求紧密结合

医疗卫生行业具有服务对象广、工作负荷大、职业风险高、成才周期长、知识更新快的特点，医务人员是医疗卫生服务的主力军，是社会生产力的重要组成部分，只有充分调动、发挥医务人员积极性、主动性，才能提高医疗服务质量和效率，保障医疗安全，构建起优质高效的医疗卫生服务体系。薪酬是医院对员工劳动付出的一种回报，是对劳动者各种劳动消耗的补偿，因此薪酬既是对员工知识、技术和服务等劳动价值的肯定，也直接影响着员工的生活水平和个人尊严，同时也影响着员工个人需求的满足程度和职业发展。比如不同的群体对晋升空间、培训机会、工作满意度、工作环境等需求是不同的，医院管理者应该有特定的方式能够充分了解员工的需求，通过多样化的薪酬来满足员工的个性化需求。

8.1.5 医院薪酬要与医院文化建设紧密结合

医院的核心竞争力就是医院文化，贯彻医院文化理念的是人力资源管理思想，两者只有有机结合才能既体现人力资源管理的有效性，又充分发挥医院文化的独特魅力。医院文化为医院提供一种长期的牵引力，为医院员工在长期的医疗服务中形成的共同的价值观念、心理定势和行为规范，在整个医院管理中充当一种“润滑剂”和“驱动器”的作用，以促进医院的健康发展。医院文化作为医院经营理念的氛围平台，决定着人力资源管理的管理思想、方式和手段。而人力资源管理则是医院文化功能实现的主要措施和保障手段。医院的薪酬战略管理必须与医院的文化理念相“吻合”，才能形成和谐的合力。薪酬这一管理工具固然重要，但万万不能把人当做“工具”，我们要树立“人性管理”的理念，即在管理中贯彻“以人为中心”和“以人为本”的管理思想，把人看作提高工作效率和医院整体效益的源泉，在各项工作中真正做到理解人、尊重人、重视人，要善于学会满足员工不同层次的需求，在管理中渗透情感因素，在工作中的每一个环节都要实施恰当的感情诱导，精心培育员工对医院对岗位对工作的感情，积极满足员工的情感需求，同时要创造良好的人际氛围，让员工在工作中体会到家庭式的温暖与和谐，努力增强医院的亲和力，这样，才能为员工创造出一个发挥个人才能，体现个人价值和获得成就感的工作、学习与生活氛围，让文化和薪酬共同发挥出“黏合剂”的作用。

8.2 医院薪酬决策

医院薪酬管理过程中，有一个非常重要的环节就是薪酬决策。所谓的薪酬决策就是医院的薪酬理念是什么？薪酬如何预算？薪酬的整体水平如何定位？薪酬结构如何设计？薪酬的发放形式以及与员工的沟通方式等。

8.2.1 医院薪酬决策的基本原则

医院薪酬决策是领导力的一种体现。医院管理者在设计薪酬体系时必须有与社会政治、经济、文化环境，医院发展战略与工作目标，员工个人诉求以及相关的劳动法律法规相匹配的理念，比如要考虑到薪酬设计的公平性和合法性、结构的合理性，在薪酬水平上要考虑到激励性，针对不同的个体还要考虑到薪酬设计的个性化，有时当地的风俗甚至是员工的个性也是薪酬的考虑因素。

1. 合法和合规性原则

医院薪酬必须符合国家及地方有关劳动用工及人事的有关法律、法规，在实施薪酬分配过程中要体现对员工尊重、平等、公正，不得有歧视行为。例如在员工提供了正常劳动的前提下，医院支付的工资不能低于我国各省市自治区普遍执行的《最低工资标准》规定。如果员工在法定休息日和法定节假日工作的，则应按相应规定支付报酬。有的地区对医院投入的人工成本和工资总额都有明确的限制性规定，如人工成本不得超过医疗收入的 40%，则医院在设计薪酬标准和奖励办法时要考虑这些因素。

2. 效益性原则

医院作为具有一定公益性质的机构，虽然以注重社会效益为首要原则，但也不能完全不关注经济效益。薪酬制度要考虑医院的投入和产出，即投入与产出必须匹配，这就要求医院所雇佣的员工必须是“有价值”的员工，其产出一定是大于投入的。另外，医院在支付员工报酬时，也必须对员工的付出给予“足额”的回报，让员工认识到付出是有价值的，是值得的，这也是医院公平文化的一种体现。

3. 公平性原则

公平感虽然只是员工内心的一种主观感受，但却影响到员工对薪酬制度的信任程度。实践证明，员工对薪酬公平程度的感受会直接影响到他们的工作表现和业绩贡献，也影响到对工作本身的认同程度。因此，医院管理者注重体现公平就显得尤为重要。薪酬的公平性一般可分为三个方面：

外部公平：指同一地区同等规模的不同医院中类似岗位的薪酬应当基本相同，因为对他们的知识、技能与经验要求相似，在管理水平相当的前提下，他们的贡献也基本相似。

内部公平：指同一医院中不同岗位所获薪酬应正比于各自的贡献。内部公平又包括过程公平和结果公平。过程公平是指医院在设计薪酬制度时的决策过程和程序是公平的，比如有前期充分的调研，方案正式出台前能够广泛征求意见并进行相应的培训，如是公立医院，则需要职代会讨论通过等。结果公平是指员工的个人贡献与实际获得的薪酬是公平的，如一名工作努力业绩突出的员工，与一名工作敷衍了事、得过且过的员工待遇是一样的，那么分配的结果就是不公平的。

个人公平：是指个人所获得的薪酬与他自身的努力和结果是高度相关的。如一名门诊医师原来每天诊疗30名门诊患者可获得300元的薪酬，在没有明显变化的情况下，现在每天能够诊疗50名患者，但获得350元的薪酬，那么，他就会感到明显的不公平。

4. 激励性原则

薪酬的目的是引导和激励员工提高工作效率，改进工作方法，提高患者的满意度和忠诚度，在薪酬设计时必须体现薪酬的激励性，让员工切实地感受到多劳多得，优绩优酬，不劳不得，少劳少得。

8.2.2 医院薪酬决策的影响因素

1. 劳动法律法规的因素

国家出台的有关最低工资标准，工资发放办法，劳动权益保障等法律法规是影响薪酬决策的重要因素。

如2003年颁布的《最低工资规定》指出，本规定所称最低工资标准，是指劳动者在法定工作时间或依法签订的劳动合同约定的工作时间内提供了正常劳动的前提下，用人单位依法应支付的最低劳动报酬。本规定所称正常劳动，是指劳动者按依法签订的劳动合同约定，在法定工作时间或劳动合同约定的工作时间内从事的劳动。劳动者依法享受带薪年休假、探亲假、婚丧假、生育（产）假、节育手术假等国家规定的假期间，以及法定工作时间内依法参加社会活动期间，视为提供了正常劳动。

《工资支付暂行规定》规定：用人单位在劳动者完成劳动定额或规定的工作任务后，根据实际需要安排劳动者在法定标准工作时间以外工作的，应按以下标准支付工资：用人单位依法安排劳动者在日法定标准工作时间以外延长工作时间的，按照不低于劳动合同规定的劳动者本人小时工资标准的 150% 支付劳动者工资；用人单位依法安排劳动者在休息日工作，而又不能安排补休的，按照不低于劳动合同规定的劳动者本人日或小时工资标准的 200% 支付劳动者工资；用人单位依法安排劳动者在法定休假节日工作的，按照不低于劳动合同规定的劳动者本人日或小时工资标准的 300% 支付劳动者工资。

以上类似的制度，在制订医院薪酬制度或激励方案时，都是需要严格遵守的。

2. 医疗行业的相关政策

公立医院作为公益性机构，其宗旨应该是以社会效益为主导的。在制定薪酬制度时，要以相关的制度与政策为依据，确保符合国家以及卫生健康行业的相关要求。在整个医改的进程中，国务院及相关部门出台了一系列有关人事与分配制度改革的文件，其中公立医院薪酬制度改革主要围绕着 2017 年《关于开展公立医院薪酬制度改革试点工作的指导意见》提出的“两个允许”政策不断开展落实和逐步深化，即允许医疗卫生机构突破现行事业单位工资调控水平，允许医疗服务收入扣除成本并按规定提取各项基金后主要用于人员奖励健全与岗位职责、工作业绩、实际贡献紧密联系的分配激励机制，加强宏观调控和有效监管，规范医务人员收入分配秩序。严格落实“两个允许”要求是深化公立医疗卫生机构薪酬制度改革的关键，医院薪酬管理应合理确定并动态调整医疗卫生机构薪酬水平，注重体现医务人员技术劳务价值、稳定收入和有效激励。

同时，《国家卫生健康委、人力资源社会保障部、财政部关于建立保护关心爱护医务人员长效机制的指导意见》要求，医疗卫生机构要结合岗位特点和工作强度，合理设置工作岗位、配备医务人员，科学安排诊疗护理班次，保障医务人员合理休息休假时间，避免过度劳累。按照规定为医务人员安排带薪年休假，在休假期间享受正常工作期间相同的工资收入，体现应当加强对医务人员非货币性薪酬的管理和激励。

以上的薪酬分配政策，对医院考虑薪酬体系和激励制度都有重要的指导价值，且在实际工作中需要结合医院实际有效地落实到位。

3. 各类人才的稀缺性与劳动力市场的供给情况

医院内部薪酬分配政策的制定，一般都会考虑到薪酬的内部公平性问题，即是否体现多劳多得，优绩优酬，并且把各类人员的收入差异控制在一个合理的范围内。但这始终是属于内部方面的平衡，事实上首先决定一个人或一个职业收入高低的因素是人才的稀缺性程度，即该类岗位的人才是否容易招聘得到。近十年来，国家卫健部门曾出台过一系列的分配政策，提出向儿科医师、产科医师、精神科医师倾斜的政策，有的省市还专门出台相关政策给予中医执业医师一定的收入补助，这都是由于该类人员市场上比较稀缺的原因。薪酬管理决策与劳动力市场的供给情况也密不可分。比如，某类人才市场上并不稀缺，但由于大部分医院给付的薪酬比较低，达不到求职者的基本预期，普遍不愿就业，这种情况下医院也不得不提高收入待遇，因此，可以从某种意义上说，是医务人员整体的供给情况和薪酬水平意愿决定着医院的薪酬支付意愿。

4．医院的价值观与文化氛围

医院的价值观与文化氛围也会影响到医院领导者的薪酬决策。比如有的医院认同核心人才的作用，认可学科带头人在医院的建设与发展中具有领衔作用，那么大家就普遍认同给这些人更高更好的薪酬待遇。如果医院的大部分员工认同医师的知识含金量会比护理人员高，那么医护收入差距的设计就会大。如果一所医院认为没有事业编制的员工和有事业编制的员工能力、业绩是没有差异的，且同工不同酬被认为是一种歧视的话，那么这所医院基本上执行的就是同工同酬。还有些医院分配过程和结果的透明度非常高，有的半透明，有的则完全不透明，这些都与医院的文化氛围密切相关。

5．医院的发展情况与薪酬支付能力

劳动法律法规，医改政策，人才的市场稀缺程度，价值理念这些固然对薪酬决策有比较大的影响，但影响最大的还是医院的发展情况与薪酬支付能力。医院学科齐全、人才梯队合理、业务特色优势明显、经济实力雄厚，很显然这样的医院薪酬水平就会有竞争力，医务人员的待遇也会比较高，因为医院有比较好的薪酬支付能力。因此，医务人员要想有好的待遇，政府支持、医院有竞争优势，内部运营良好都是非常重要的关键因素。由于薪酬具有“筛选”效应，即不同类型的薪酬战略可以导致不同类型的人员投入并留在（即自我选择进入）一个组织之中。就薪酬结构和水平而言，一种可能的情形是更高的薪酬水平有助于医院吸纳更高素质的人才，

从而使医院在招聘过程中拥有更多的选择余地。同样，更高的薪酬水平自然会提高员工的忠诚度。因此，只要医院的经济能力允许，相信绝大部分医院还是愿意支付高水平的薪酬的。

8.2.3　医院薪酬决策的内容

医院薪酬决策的内容主要包括薪酬体系决策、薪酬水平决策、薪酬结构决策。薪酬决策的核心是医院的薪酬系统有助于医院战略目标的实现、具备外部竞争性及内部一致性、合理认可员工的贡献以及提高薪酬管理过程的有效性。

1．薪酬体系决策

薪酬体系是指薪酬的构成，即一个人的工作报酬由哪几部分组成。以公立医院员工的薪酬体系为例，一般包括：基本薪酬（岗位薪级工资）、绩效工资和津补贴。如在《事业单位人事管理条例》规定：事业单位工作人员工资包括基本工资、绩效工资和津贴补贴。事业单位工资分配应当结合不同行业事业单位特点，体现岗位职责、工作业绩、实际贡献等因素。当然，在其他相关文件中也规定了对于特殊人才可以有协议工资、目标完成工资以及新技术新项目奖励、科研奖励等。对于一个具体的医院来说，只要不违反相关政策规定，均可结合本医院的实际情况制定有激励作用的个性化薪酬体系。

2．薪酬水平决策

薪酬水平是指医院内部各类职位和人员平均薪酬的高低状况，它反映了医院薪酬的外部竞争性。薪酬水平反映了医院薪酬相对于当地医疗行业内市场薪酬行情和同等规模以及相近定位医院薪酬绝对值的高低。它对员工的吸引力和医院的薪酬竞争力有着直接的影响，在进行医院薪酬体系设计前一般要通过当地薪酬水平的调查后，再确定本医院的薪酬水平。

薪酬的市场竞争力会影响员工对薪酬公平性的看法。在薪酬设计原则中，我们所谈到的公平性和激励性最终必然体现为薪酬的竞争性。一家医院要想保持竞争力，薪酬首先必须保持竞争力。一些组织设立了关于薪酬市场定位的明确政策，如“战略四分位”。调查表明，不同四分位薪酬总体上的差距是 15%～20%（表 8-2）。

表 8-2 不同四分位薪酬

第三四分位：高薪战略 （员工的薪酬定位于其他组织有 25% 比其高，有 75% 比其低）	最大值
第二四分位：平级战略 （员工的薪酬定位于其他组织有 50% 比其高，有 50% 比其低）	中间值
第一四分位：低薪战略 （员工的薪酬定位于其他组织有 75% 比其高，有 25% 比其低）	最小值

（1）“市场薪酬”战略：“市场薪酬”战略即第二四分位的平级战略，把薪酬定位于市场的中游水平，其目的是平衡医院成本压力与留住员工之间的矛盾。地处市、县的中等规模医院大多采用此种薪酬战略。

（2）“低于市场薪酬”战略：“低于市场薪酬”战略即第一四分位的低薪战略，在劳动力供给充足、岗位所需人员为简单体力劳动者或医院处于发展阶段经营压力大的情况下可能采用此种薪酬战略。

（3）“高于市场薪酬”战略：“高于市场薪酬”战略即第三四分位的高薪战略，采用此种薪酬战略的大多为大型医院且业务发展良好，优秀人才聚集的医院。

对于究竟采取何种薪酬战略更为合适，则要考虑医院的发展战略、发展阶段、经济实力以及劳动力市场供给等因素。当然，对于同一医院不同岗位的人员，同样可以采用不同的薪酬战略。

3. 薪酬结构决策

薪酬结构是指组织中各种工作或岗位之间薪酬水平的比例关系，包括不同层次工作之间报酬差异的相对比值和不同层次工作之间报酬差异的绝对水平。

确定薪酬结构通常需要进行工作价值的程度比较，即对各职务相对于其他职务来评估其价值，它是从劳动质量和工作种类的市场供应这个角度来确定一项职务的薪酬大小。

台湾长庚医院不同职别员工底薪、津贴、变动薪酬和结构都不同，例如主治医师和高级管理人员为高底薪、高津贴、高变动薪；住院医师为中底薪、中津贴、低变动薪；护士为高低薪、高津贴、低变动薪；医技人员为高底薪、高津贴、中变动薪（表 8-3）。

表 8-3　台湾长庚医院各类人员薪酬结构

	底薪	津贴	奖金
主治医师	高	高	高
住院医师	中	中	低
护理人员	高	高	低
医技人员	高	高	中
高管人员	高	高	高
中管人员	中	中	中
基层人员	低	低	低

注：主治医师包括备任级、一般级、讲师级、助理教授级、副教授级和教授级医师，并不等同于大陆医院的中级职称医师（主治医师）概念。

8.3　医院薪酬管理组织与执行

医院薪酬管理的整个过程可概括为高层规划，中层执行，基层认同。各项薪酬政策的落地与执行，必须依靠完整的组织管理体系。具体来说，高层应该有薪酬管理委员会及相应的议事规则，中层层面应该有相应的执行部门及一系列的规章制度，对基层一线而言，则应该有通畅的反馈机制和沟通渠道。

8.3.1　医院薪酬管理委员会

医院薪酬管理委员会既是医院领导进行薪酬决策的参谋机构，也是薪酬政策的制定或审核机构。医院薪酬管理委员会一般由医院主要领导、分管薪酬绩效的领导、相关职能部门负责人、医护人员代表以及职工代表等组成，必要时也可邀请医院薪酬管理方面的专家或律师等作为特聘人员参与。薪酬管理委员会的主要职责。

（1）研讨国家及当地有关医疗行业人事与薪酬分配制度改革的政策与制度，探索适应本医院的人事与薪酬分配制度，把薪酬管理提升到医院的战略层面，让薪酬战略成为医院战略的重要组成部分。

（2）确定医院的薪酬水平、薪酬结构、薪酬考核等关键政策，通过薪酬管理确保医院的优势领先。

（3）组织重要的薪酬决策调研活动，推行薪酬管理的改革与创新。

（4）分析与研究医院薪酬管理存在的问题，提出解决问题的对策，并有相应的跟踪评估机制。

（5）如有重大的薪酬管理方面的申诉，应给予接待受理，并视情况作出决策。

（6）涉及薪酬管理的其他重大问题，均应予以重视，并提出解决办法。

8.3.2 医院薪酬管理的职能部门

医院薪酬管理的职能部门一般为医院的人力资源管理部门。其主要职责。

（1）管理全院各级各类人员的薪酬核定、发放与薪酬情况的汇总与分析等。

（2）调查当地医务人员的市场薪酬水平，为本院确定出合理的有竞争力的薪酬分配方案。

（3）设计医院薪酬结构，确保各类医务人员的薪酬结构合理，有激励性。

（4）对薪酬进行具体的测算，确保数据真实、准确。

（5）对薪酬方案在执行过程中存在的问题进行及时的分析总结，发现偏差及时纠正。

（6）凡出现员工对薪酬政策有异议而质询时，应耐心接待并给予认真解答。

（7）及时学习新的薪酬政策与制度，确保薪酬的发放不违规不违法。

（8）完成领导和薪酬管理委员会安排布置的工作。

8.3.3 医院科室

科室是医院薪酬政策与制度的宣传贯彻与落实部门。其主要职责。

（1）做好医院各项薪酬政策与制度的宣传，对于一线员工提出的一般性问题能够给予及时的解答。

（2）收集、了解一线员工对薪酬政策与制度的意见与建议，能够经过整理分析对医院的薪酬管理提出建设性建议。

（3）一线员工有对薪酬新的诉求，能够及时反馈医院薪酬管理部门。

（4）按医院规定制定科室绩效工资及其他奖励的二次分配办法。

（5）完成医院领导、薪酬管理委员会以及薪酬管理部门安排的相关工作。

8.3.4　医院薪酬管理中的沟通机制

由于薪酬对于医院的管理者和医务人员来说都非常重要，管理者希望以合理甚至比较低的人员经费投入招募到优秀的人才，做出卓越的业绩；医务人员希望能够得到合理甚至是超出期望的回报，不同的思维和理念导致薪酬的分配结果很难形成非常一致的共识，在这种情况下，沟通就显得尤为重要。作为知识劳动密集型的医院和知识分子聚集的地方，有时沟通显得比精准的测算更加重要。

1．医院薪酬沟通的目的

医院的薪酬沟通就是为了达成管理者和医务人员对薪酬作用与价值的共识，管理者与医务人员通过一定的途径和方式就医院的薪酬战略、薪酬预算办法、各类别人员的薪酬水平、薪酬结构、薪酬价值导向等内容进行互动交流，以期达成共同认可的薪酬分配方案的过程。

薪酬沟通需要达到的主要目的。

（1）让医务人员理解薪酬体系设计的基本思想，理念与方法。

（2）让医务人员了解医改政策中有关人事与分配的相关政策与制度，并对医院的执行方案理解到位。

（3）让医务人员对不合理的薪酬制度能够有正确的认识，支持薪酬制度的变革。

（4）利用薪酬的激励作用鼓励医务人员作出更大的努力与贡献。

（5）对薪酬的局限性要有认识与理解。

（6）通过薪酬沟通，医院管理者可以把医院的核心价值观，文化理念，医院发展目标以及工作重心等传递给医务人员，引导医务人员的行为与医院的发展目标保持一致，从而调动医务人员的工作热情，促进医院的发展与医务人员的成长。

（7）通过薪酬沟通，便于及时了解医务人员的诉求，及时调整各种关系，消除医务人员的不满情绪，解决医院内部存在的矛盾，营造良好的文化氛围。

（8）通过薪酬沟通，让医务人员明确哪些是医院所倡导的，哪些是医院所禁止的，如“九项准则”就是要在薪酬沟通中明确医务人员必须做到令行禁止。

2．医院薪酬沟通的意义与价值

（1）整个薪酬管理过程要求是公开、公平、公正的。薪酬沟通可以使薪酬方案设计的理念、思路、方法甚至是结果做到公开、透明。每个人都可以知道他们想知道的关于薪酬的一切。如：薪酬如何预算，人员如何编制，与薪酬挂钩的关键指标是什么等。

（2）医院在决策、构思、设计以及实施薪酬体系中，与医务人员进行有效的沟通，收集、征求一线员工的意见和建议，让大家全面参与，从而形成人性化的薪酬制度。这充分体现了医院的人文关怀、人文理念，使医务人员的人格尊严得到尊重，这会极大地激发医务人员的职业自豪感和自信心。因此，薪酬沟通本身就具有较强的激励性。

（3）薪酬沟通是一种双向沟通而非单向沟通，是一类有反馈的信息沟通。医院管理者不仅把有关薪酬信息传递给医务人员，同时医务人员对薪酬管理的满意或不满意以及不满意到底是在哪些方面、对薪酬管理的建议传递给管理者，进而为制定新的或改善现有的薪酬体系打下基础，这种良性互动会大大提升薪酬管理的整体水平。

3．医院薪酬沟通的要点

医院的薪酬沟通一定要注重实效，为此，在沟通中要把握好以下要点：

（1）在沟通中要坚持核心价值导向不动摇。任何一个组织的薪酬体系背后都隐含着它们的价值标准和激励导向，因此，薪酬沟通的过程要对以下问题进行界定并达成共识。

如：医院的薪酬战略是什么？目标是什么？吸引、保留还是激励？侧重于内部公平还是外部公平？ 医院的付薪要素是什么？岗位、资历、能力还是业绩？ 薪酬标准是如何制定的？如何将付薪要素设计到薪酬体系中？

国家医改方案中有大量的人事与分配制度改革政策，与薪酬沟通中要共同思考这些政策是否得到了落实？落实好的方面是什么？不好的方面是什么？其原因又是什么？ 2017 年 7 月 14 日国务院办公厅国办发《关于建立现代医院管理制度的指导意见》：在岗位设置、收入分配、职称评定、管理使用等方面，对编制内外人员统筹考虑。公立医院在核定的薪酬总量内进行自主分配，体现岗位差异，兼顾学科平衡，做到多劳多得、优绩优酬。按照有关规定，医院可以探索实行目标年薪制和协议薪酬。医务人员薪酬不得与药品、卫生材料、检查、化验等业务收入挂钩。

2017年1月24日人社部发〔2017〕10号，人力资源和社会保障部、财政部、国家卫生和计划生育委员会、国家中医药管理局《关于开展公立医院薪酬制度改革试点工作的指导意见》：要结合公立医院公益性定位、工作特点和本地实际，以及不同公立医院的功能定位和医、护、技、药、管等不同岗位职责要求，合理确定公立医院薪酬结构，注重医务人员长期激励。完善岗位绩效工资制，有条件的可探索实行年薪制、协议工资制等多种模式。

按照“允许医疗卫生机构突破现行事业单位工资调控水平，允许医疗服务性收入扣除成本并按规定提取各项基金后主要用于人员奖励”的要求，在现有水平基础上合理确定公立医院薪酬水平和绩效工资总量，逐步提高诊疗费、护理费、手术费等医疗服务性收入在医院总收入中的比例。

公立医院在核定的薪酬总量内进行自主分配。医院制定绩效分配办法要充分发扬民主，广泛征求职工意见，充分体现医、护、技、药、管等不同岗位差异，兼顾不同学科之间的平衡，向关键和紧缺岗位、高风险和高强度岗位、高层次人才、业务骨干和作出突出成绩的医务人员倾斜，向人民群众急需且专业人才短缺的专业倾斜，体现知识、技术、劳务、管理等要素的价值，避免大锅饭。适当提高低年资医师薪酬水平，统筹考虑编制内外人员薪酬待遇，推动公立医院编制内外人员同岗同薪同待遇。严禁向科室和医务人员下达创收指标，医务人员个人薪酬不得与药品、卫生材料、检查、化验等业务收入挂钩。

公立医院要制定内部考核评价办法，综合考虑岗位工作量、服务质量、行为规范、技术能力、医德医风和患者满意度等因素，考核结果与医务人员薪酬挂钩。

在医院的薪酬沟通过程中，可以就这些问题进行深入的研究与探讨。

（2）薪酬沟通既要“向外望”，也要“向内看”。薪酬沟通不能仅将沟通局限于薪资水平、涨降幅度，还要牵引员工站在发展的角度，长期动态地看待薪酬体系。站在医院发展的角度，要牵引员工认识行业的大环境和发展方向，了解外部市场人才情况和薪酬管理状况，理性看待薪酬变化。站在个人发展的角度，要牵引员工看到个人的发展是如何与医院的发展结合起来的，需要强调的是，薪酬不是一成不变的，如果个人能力、个人绩效提升了，薪酬也有机会得到提升。只有认识到医院的发展性和薪酬的动态性，才能客观地认识薪酬的作用与价值。

（3）薪酬沟通要采用多种形式结合的方式。

薪酬沟通主要有书面沟通和面谈沟通。

书面沟通是医院管理者通过发出正式函件征询对薪酬管理的意见，员工可以以书面的方式征询或反映对薪酬管理的意见与建议，如果有一定的薪酬专业知识，甚至可以对薪酬的合理性和变革建议进行论证，形成类似提案式的文件进行向上反馈，医院也可以以意见或公告的形式作内部通知公开相关内容。

面谈交流是各级管理者通过与一线员工进行小组座谈、个别谈话等方式进行薪酬沟通。沟通可以包括与员工个人密切相关的薪酬调整以及职业发展等内容。针对薪酬发生变化的不同类型员工进行个性化的沟通，以了解员工的思想动态，对有情绪的员工要做到耐心解释，做好思想安抚工作；对涨薪的员工，可以从组织认可和发展期望的角度来进行沟通，以达到激励目的。

8.3.5 医院薪酬管理中的内部控制机制

医院的内部控制，是指在坚持公益性原则的前提下，为了实现合法合规、风险可控、高质高效和可持续发展的运营目标，医院内部建立的一种相互制约、相互监督的业务组织形式和职责分工制度；是通过制订制度、实施措施和执行程序，对经济活动及相关业务活动的运营风险进行有效防范和管控的一系列方法和手段的总称。

医院薪酬管理内部控制就是为了整个薪酬额度的预算、薪酬结构、薪酬水平、薪酬差距等能够在可控范围内，确保医院薪酬的发放合法合规而设立的一整套规章制度。

表 8-4 为薪酬管理过程中可能存在的风险及防范措施。

表 8-4　医院薪酬管理过程中存在的风险与防控措施一览表（示例）

序号	风险点表现	风险等级	防控措施
1	员工信息不准确，更新不及时	中	员工花名册符合规范要求，岗位类别与人员信息符合率100%，员工岗位变动与信息变更有明确的制度与流程
2	员工考勤信息不准确，汇总结果有错误	中	修订考勤流程，增加复核环节，注重与业务科室的沟通
3	招聘成功率低，离职率高	高	明确岗位任职条件，分析既往离职原因，提高人岗匹配度
4	工资福利政策规定不熟悉，导致工作出现失误	中	加强工资福利政策规定的学习，做好工资福利政策办理全程纪实归档记录
5	漏装材料	低	两人以上审核

医院薪酬方案的制订过程是一项缜密的工作，为了避免工作过程中可能出现纰漏，表 8-5 为一个薪酬分配方案制订过程的自检表，通过自检来审查整个工作的完整性。

表 8-5　医院薪酬分配方案制订过程自检表

序号	内控内容	是否偏离	审查意见	审查人
1	薪酬分配方案的制订			
1.1	是否有明确的薪酬分配方案构想人（即有明确的直接负责人）			
1.2	领导班子是否以正式会议讨论通过薪酬分配的整体构架和主要原则			
1.3	确定人员经费投入以及基本工资、薪酬福利、绩效工资等是否以预算为前提			
1.4	是否详细阅读国家卫生健康委员会以及各级卫健部门、人社部门的相关政策，确保分配方案符合各种政策要求			
1.5	制定薪酬分配方案时是否召开科主任、护士长以及职工代表座谈会广泛征集意见，体现民主决策			
1.6	制定薪酬分配方案时是否进行正式的培训，进行政策宣讲，营造变革氛围和统一思想			
2	薪酬分配模型建立过程			
2.1	是否进行了现有人员经费的详细分析			
2.2	是否进行了各类别人员薪酬额度的预算与测算			

医院薪酬的决策与执行是一项系统性工作，既需要理论的基石，政策的支撑，也需要一套完备的管理制度、体系、流程等，并且需要在执行的过程中不断地进行纠偏与完善，唯有如此，才能更好地凸显出薪酬在整个医院管理中的价值与魅力。

（张　英）

第 9 章 医院不同岗位的薪酬设计

9.1 薪酬设计的基础条件和管理工具

9.1.1 医院运营管理体系

医院运营管理是以全面预算管理和业务流程管理为核心，以全成本管理和绩效管理为工具，对医院内部运营各环节的设计、计划、组织、实施、控制和评价等管理活动的总称，是对医院人、财、物、技术等核心资源进行科学配置、精细管理和有效使用的一系列管理手段和方法。医院要做好运营管理必须建立一套科学完整的运营管理体系。

根据《关于加强公立医院运营管理的指导意见》，医院运营管理体系建设主要围绕人力、财务、物资、基础运行、综合决策 5 大领域，医疗、医保、药品、教学、科研、预防 6 大事项，重点建设人力资源管理系统，资金结算、会计核算、预算管理、全成本管理、审计管理等财务系统，绩效考核系统，物资用品管理系统（药品、试剂、高值耗材、低值耗材及办公用品、消毒器械及材料、物资条码等）、采购管理系统（供应商、采购计划、订单管理等）、制剂管理系统（中药材和制剂原料、中药饮片和制剂成品）、资产管理系统（房屋、医疗设备、后勤设备、无形资产、在建工程），内部控制、项目、合同、科研、教学、后勤等管理系统，以及基础平台、数据接口和运营数据中心等。建立适用的医院运营管理体系是引领医院高质量发展，落实现代医院管理制度的重要抓手。科学规范的运营管理体系能合理解决医疗资源分配问题、降低运营成本、优化业务流程、提高工作质量和效率、防患内部控制风险、减少安全隐患，更能有效缓解医院常态化疫情防控形势下的经济运行压力。

同时，医院人力资源管理体系中的薪酬管理内容更是医院运营管理体系的重中之重，合理的薪酬考核分配体系设计可以提高医务人员的工作积极性，有效解决医疗质量和安全问题，是落实医院可持续、高质量发展的重要保障。

9.1.2　全面预算与成本核算

随着医院规模、市场、政策等环境因素的变化，全面预算管理工作更要做好“五化”管理，即编制要科学化，执行要规范化，管理要精细化，推进要常态化，评价要绩效化。做好了“五化”预算管理，就能够精准落实医院的总体战略目标，优化医院结构治理，强化医院内控机制。在落实全面预算的同时，加强医院成本管控，提供精细化成本核算数据，为医院薪酬绩效的核算、考评、分配提供重要管理信息。

9.1.3　薪酬体系整体设计

《孙子兵法》以“形、势、胜”为理论基础 ，它以缜密的逻辑、严谨的结构、高超的智慧来做好了“聚形”“运势”“致胜”三大环节的管理工作，具有科学适用的逻辑架构，是全世界军事学校的战略经典教科书。因为它充分考虑了政治、经济、社会、人物、资源、环境等各方面因素变化，既讲求宏观战略理论，又注重实战分析，更重视微观战术，学好并运用《孙子兵法》知识，会高效地保障团队总体战略目标的实现，取得较好成绩。

同理，设计医院薪酬体系也要学习借鉴《孙子兵法》的理论知识，也要充分考虑医改、经济、社会、人才、资源、常态化疫情防控等政策环境因素的变化，考虑如何取舍，处理好绩效目标设定与科室有效沟通的联系，适时调整医院的运营管理模式和薪酬策略。

在进行薪酬设计的过程中，首先要对薪酬的总量、构成、级差等进行全面的分析和考量。

为什么几乎所有的医师对自己的收入和付出不满意，一般有两方面的问题。一是我们国家现有的工资体系，把医务人员等同于一般事业单位职工，其工资也按照一般事业单位标准调增，没有真实地反映出医疗工作的特点，即风险高、强度大、时间长。现行工资体系由于总额太小、固定部分多而活动部分少难以起到激励作用。二是由于内部工资体系不合理，医师是凭借自己看病收入的多少来确定工资的，而行政工勤人员的工作数量和质量难以量化，而且没有量化也能比照医师拿工资，两者之间矛盾引起不公平感。

薪酬设计前必须研究市场，尤其是当地其他医院的薪酬情况，特别是同级医院，如果设计的薪酬比别的医院低，即使通过努力大部分职工的收入仍然低于同行同级别人员的工资，就无法形成竞争力，不利于稳留员工。对内要公平，这里讲公平，有两个问题需要注意，一是与从前比较，任何一次薪酬改革总体上至少必须使得80%的职工比过去增加；二是公平不是平均，在医院里凡是岗位性质的薪酬项目必须拉开档次，凡是福利性质的薪酬项目必须注意均衡。如果简单把公平理解为平均那就大错特错了。同时，要注意平衡，不能破坏团队合作力。讲公平就不能平均，要注意医药护技、行政工勤各类人员的平衡，也要注意各级别技术人员之间的平衡，既不能搞平均化，也不能差距太大，因为医疗工作权威固然重要，但团队合作更重要。

在一些医院薪酬体系设计中，过分依赖经济手段，只要员工积极性不足就增加薪酬刺激，这样做的结果就是宣扬“一切向钱看”。要知道，没有钱是万万不能的，而金钱也不是万能的。有一个管理学故事，讲的是王老汉养了一群牛。由于春旱，嫩草迟迟没有发芽，过了节气，只能用隔年的干草喂牛。牛吃得很少，眼瞅着要掉膘，王老汉很着急。有问题找专家，专家给出了一个建议，就是喂牛的时候不把草直接放在食槽里，而是要放在屋顶上，让牛伸着脖子才能吃到。王老汉回去一试，果然灵验。故事告诉我们，当给下属提供的回报很有限、一时又无法改善的时候，可以把门槛设得稍高一些，让众人付出的努力更多一些，使得这份回报更有挑战性。这样即使是不怎么丰厚的回报，也能吸引众人。没过几天，嫩草很快长出来了，王老汉打了些嫩草回来，这次他也像以前一样把草放在屋顶上等着牛来吃，结果牛见到房上的嫩草后更着急了，一群牛奋勇向前，一使劲，把房子给顶垮了。因此，当资源很丰富、回报有足够吸引力的时候，就不要再增加过程的难度了，要允许下属用自己的努力去获得更多的回报，而不要人为地设置障碍。同时也说明，当资源达到一定程度时，单一的刺激模式就会失灵，必须采取其他措施共同作用。

9.2 医院不同岗位的薪酬设计

9.2.1 医院岗位分类

医院有医、护、技、药、管、工勤等岗位特性，主要岗位分类为：医师、护理、医技、药剂、医辅、管理。管理主要包括：行政职能、后勤、核心管理层。

9.2.2 不同岗位的薪酬设计

不同的医院岗位，其岗位要求、技术要素、风险要素、责任要素都是有很大的不同的。因此，医院要设计不同的薪酬制度来适应各种的岗位特性需求，这样才能有效地调动各类员工的积极性，充分发挥出薪酬制度应有的激励作用。

1. 医师的薪酬设计

医师是医院所有员工中的主体，也是整个医疗决策的主体，所有的医疗工作都是围绕医师的决策和指令进行的，在全院的薪酬分配中也必然要向临床一线医师倾斜，通过合理匹配的薪酬待遇来体现医师的价值和作用。

（1）设计医师薪酬体系要考虑的主要因素。

1）考虑医师的知识价值导向。 医师是“知识型员工”，培养周期长和前期培养成本高，职业风险高，承担的风险较大，其工作的特点是更多地依靠专业知识和技能进行知识的再创造、分享和应用，在设计薪酬体系时必须以体现知识价值为导向。

2）考虑医师的创造价值导向。 医师的工作以脑力劳动为主，其价值不能简单地以工作量来衡量。“知识型员工” 所从事的并不是简单的、程序化的工作，而是在多变和不确定的环境下依靠发挥个人的知识、技能、精神甚至是人格魅力来创造性地完成工作，其劳动成果多为团队成员协作的结果，因此在考评和给付薪酬时必须把工作数量、质量、团队贡献、资源消耗、患者满意度等各种综合因素结合起来考虑。

3）考虑医师资源的稀缺性问题。医师尤其是优秀的医师是非常稀缺的，他们技能的掌握和能力的提升单纯依靠医学院校教育和医院岗位上的锻炼是远远不够的，必须有个人高度的自省与自觉，全身心地投入和长期的经验积累才能有所成就。因此，医师的成长是一个非常漫长的过程，这些具有较强专业技能的人才在一定时期内供应总量不可能迅速增长，表现出较高的稀缺性。凡稀缺必然就会被“争夺”，有“争夺”其市场价值必然会水涨船高，这又必然会导致医师流动性的增强，这就需要在进行医师的薪酬制度时充分考虑整个医疗行业中医师的市场薪酬水平，只有收入达到了预期的收入，才能留住医师。

4）考虑医师的自我意志导向。医师作为“知识型员工”拥有知识资本，大部分医师更倾向于拥有一个宽松自主的工作氛围，在工作中强调自我控制，不愿受制于人。在薪酬制度设计时要充分考虑到非经济性的作用，丰富医师薪酬的内涵。

5）考虑医师薪酬与付出的比价导向。为体现公平性，应全面考虑能体现医师价值的各种因素，在薪酬结构上虽然不宜太复杂，但也不宜太简单，其薪酬结构如：技术等级薪酬（主要以技术职称、履职年限和工龄为依据）、责任薪酬（主要以承担的责任和风险为依据，需配套的评价指标量化考核）、业绩薪酬（主要综合考虑工作量的大小、工作效率与质量、经济效益）、补助薪酬（比如承担科研项目、施行重大医疗技术项目）、特殊薪酬（经严格考核、群众评议对特殊人才支付）等。

6）考虑医师薪酬分配中的伦理问题。由于医疗行业和医师职业的特殊性，医师从事诊疗活动的过程难以全面、客观和准确地把握与控制，对医师的激励也应“适度”，且激励政策要具有一定的弹性。因为对于医务人员的薪酬如何给付，一直以来都是让医院管理者感到困扰的问题。如果按照服务项目支付报酬，则医务人员会倾向于实施收费高的医疗项目，管理者事实上很难阻止医务人员采用对患者作用很小或者无作用的治疗方法。如果采用按诊疗人数或诊疗床日的办法来计算薪酬，则医院管理者又很难控制医师对患者的筛选，即医师会更多地倾向于治疗病情较轻的患者，或者采用尽可能简单的办法治疗患者。无论采取怎样的激励机制系统，经济的或非经济的，都会存在机会主义或者赌博性质的行为。加拿大的医疗经济学家埃文斯（Evans，1984 年）认为，医师薪酬系统需要每 3 年变一次，这样就能够减少赌博性质的行为。

（2）医师薪酬设计的主要方法。

1）医师费（PF）制度：医师费 PF（Physician fee）是一种基于工作量实现的医师薪酬收入分配制度。其有三个基本特点，第一是完全基于工作执行者的医疗工作量计算收入，无开单提成的问题，同时工作量的多少受到工作能力和时间的平衡；第二是充分体现医师工作的投入、风险和责任，按照大小来设定收入计算比例和定额，充分体现了医疗行业的特点；第三是一种即时分配制度，在工作实现的同时，就可以完成收入的分配核算，达到先算账后干活的运行状态，将医师的专业管理和医疗机构的经营风险进行了彻底隔离，充分保障了医师的专业权益。

PF 医师费的核算可以用公式表达为：

PF 医师费

$$=\sum_{t=0}^{n}\text{各医疗服务收入}\times\text{医师费比率}$$

$$=\sum_{t=0}^{n}（\text{各医疗服务项目价格}\times\text{医疗服务量}）\times\text{医师费比率}$$

从公式可以看出，直接影响 PF 医师费的因素至少包括医疗服务项目价格、医疗服务量以及 PF 医师费的比率。这里所说的医疗服务均是指由医师亲自参与操作的医疗服务项目，包括门诊诊察、住院诊察、手术、麻醉、侵袭性操作检查、临床检查等，特别是临床检查是指由医师亲自操作的或者判读的检查，而与哪个医师开单没有关系。

在中国台湾，通常各类项目 PF 医师费的比率设定为门诊诊查费的 70%，住院诊查费的 100%，手术收入的 40%，检查收入的 5%～35%。

2）RBRVS 分配制度：RBRVS 代表“以资源为基础的相对价值体系”。是以资源消耗为基础，以相对价值为尺度，用以支付医师劳务费的方法。该方法是以美国哈佛大学肖庆伦教授为首的课题组经过 10 年的研究，提出的一种医师酬金支付系统。

RBRVS 最早是商业医疗保险机构用于医院与医师的劳务支付。其计算方法为 RBRVS＝（TW＋RPC＋RLI）×GAF，其中：

TW（Total Work）为医师工作投入（时间、复杂度），占 52%；

RPC（Relative Specialty Practice Costs）为不同专科的相对医疗成本指数（不同专科之间的比较系数），占 44%；

RLI(Professional Liability Insurance）为医疗过失保险费（风险系数），占 4%；

GAF（Geographic Adjustment Factor）为地区调整因素。

对于每个收费项目，美国称为 CPT（Current Procedural Terminology，当前诊治专用码，是一个五位数的编码），都分别确定了 1、2、3 项目的 RVU（Relative Unit，相对价值单位），即点值。换而言之，每一个 CPT 都存在以下公式：

总点值＝1 点值＋2 点值＋3 点值。

RBRVS 分配制度主要是通过比较医师服务中投入的各类资源要素、成本的高低来计算每次服务的相对价值，并结合服务量和服务费用总预算，计算出每项诊疗服务项目的医师劳务费。其最大特点是可以细化医师绩效工资的来源，甚至落实到每一个诊疗项目上。

在 RBRVS 体系中，医师提供医疗服务所需资源投入主要有三种：

a. 医师的工作量：包含工作时间、服务的复杂度，即所需要的技巧和强度。

b. 医疗项目所需要的成本：包括办公室房租、设备折旧、水、电、人员工资等。

c. 责任成本：指可能的医疗纠纷或医疗事故所造成的机会成本。

RBRVS 的设计原则主要体现为：必须是医师亲自操作的项目，药品和材料完全排除；医疗处置项目的技术、责任及风险要求高，其计奖比率也高；以监督、指导等辅助为主的项目，其分配计奖比率则相对较低；花费时间多的医疗项目，计奖比率高，反之则计奖比率低。将医师的工作量奖励分为执行费和判读费。绩效工资中的执行费来自亲自执行的医疗行为，如医师出门诊、进行查房、实施手术及换药等。对医师参考检查、检验报告诊断疾病的行为，将其称为“判读”。由于检查、检验等医疗服务项目是由医技科室完成的，因而对医师来说，判读费的相对价值比率要比执行费低很多。比如在普外科，将并不复杂的“浅表肿物切除术”选为参考项目，并指定其所需劳动量为 100。如外科医师判断“结肠癌根治术”的劳动量是“浅表肿物切除术”的 15 倍，即可估定“结肠癌根治术”的劳动量为 1500。

3）基于 DRGs 评价指标的绩效分配办法：疾病诊断相关分组（DRGs）是一种病例组合方式，以出院诊断为基础，综合考虑了患者疾病的严重和复杂程度，不同治疗方式、患者个体差异以及出院转归等众多因素，对病例进行分类和组合。即将临床过程相近、资源消耗相似的病例分到同一个组的分类方法。其研发于 20 世纪 70 年代的美国，最初应用于控制医疗成本，后逐步被引用到欧洲、澳大利亚及亚洲部分地区，在世界范围广泛应用，我国自 20 世纪 80 年代开始关注 DRGs。

基于 DRGs 评价指标的绩效分配办法主要是通过 BJ-DRGs 分组器对出院病历首页信息进行自动化分组，应用 DRGs 分组数据分析医疗业务量指标、效率指标、成本控制指标、药品控制指标、医疗质量与医疗安全指标，评价医院医疗绩效，建立基于“医疗产品产出”的医疗绩效考核体系。运用 DRGs 管理中的“医疗服务整体技术难度病例组合指数（CMI 值）”以及医疗服务工作指标（总权重值）等国际通用指标建立医院医疗绩效考核评价体系，重点突出医疗产品产出的质和量，优化“收入减支出”的经济量化考核。

4）工作量积点法：工作量积点法主要是针对相同专业中的不同医疗服务项目，通过工作耗时、参与人员数量与级别、医疗收费、成本支出、技术难度、风险因素、设备投入以及其他资源消耗等关键因素的对比和综合评估，对关键医疗项目进行医疗服务价值的评价，并转化为可衡量和对比的点值，最终按积点值发放绩效工资。

比如在确定手术操作积点时，为了体现手术操作者所承担的责任、技术风险和劳务的复杂程度，将手术收费、手术时间、上台人数、手术级别、麻醉方式以及手术者的年龄等作为评价要素，最终确定各项手术的积点数。

计算公式如下：

某手术绩效积点（不含介入类手术）=（本项手术的单例手术费 ÷ 全院单例手术费最小值 ×50%+本项单例手术的手术时间 ÷ 全院单例手术时间最小值 ×30%+本项手术者数量 ÷ 全院单项手术者数量最小值 ×20%）× 麻醉方式权重系数 × 手术级别权重系数 × 患者年龄权重系数

如麻醉方式权重系数核定如表 9-1。

表 9-1　麻醉方式权重系数

序号	麻醉方式	项目	序号	麻醉方式	项目
1	全身 - 硬膜外麻醉	1.2	9	颈丛神经阻滞麻醉	1.1
2	吸入麻醉（气管内插管，喉罩）	1.2	10	臂丛神经阻滞麻醉	1.1
3	静吸复合麻醉	1.2	11	蛛网膜下腔阻滞麻醉	1.1
4	低温麻醉	1.2	12	硬膜外腔阻滞麻醉	1.1
5	控制性降压	1.2	13	基础麻醉	1.05
6	静脉麻醉	1.15	14	表面麻醉	1
7	蛛网膜下腔 - 硬膜外腔阻滞麻醉	1.12	15	局部浸润麻醉	1
8	局部阻滞麻醉	1.1			

手术级别权重系数如下：一级手术 1.0，二级手术 1.2，三级手术 1.6，四级手术 2.0。

患者年龄权重系数如下：患者年龄按 1～1.2 分阶段：<1 岁和 > 80 岁者按 1.2，1～3 岁和 70～80 岁按 1.15，3～5 岁和 60～70 岁按 1.05，5～60 岁按 1 计算。

通过计算得出各手术的积点，具体示例如表 9-2。

表 9-2　手术积点表

手术名称	手术级别	手术积点
心脏再同步起搏器脉冲发生器置入术	4	100
经皮颈动脉药物洗脱支架置入术	4	130
经皮股动脉药物洗脱支架置入术	4	80
经皮周围动脉药物洗脱支架置入术	3	80
经皮周围静脉药物洗脱支架置入术	3	80

续表

手术名称	手术级别	手术积点
经皮基底动脉血管成形术	3	80
经皮颈总动脉球囊扩张血管成形术	3	80
经皮椎动脉球囊扩张血管成形术	3	80
经皮颈静脉球囊扩张成形术	3	80
经皮颈动脉球囊扩张成形术	3	80
经皮颅内血管成形术	4	82
经皮大脑中动脉球囊扩张血管成形术	4	82
经皮颈动脉非药物洗脱支架置入术	4	130
经皮颈动脉支架置入术	4	120
经皮颈动脉远端保护装置置入术	4	120
髋关节假体翻修术	4	150
髋关节股骨假体翻修术	4	130
陶瓷 - 陶瓷髋关节置换	4	150
陶瓷 - 聚乙烯髋关节置换	4	150
开颅探查术	3	80
颅骨切除减压术	2	70
颅内脓肿引流术	2	60
脑室钻孔引流术	2	70
脑叶切开术	3	90
脑膜切开引流术	2	30
颅内血肿硬通道穿刺引流术	2	35
脑室切开引流术	3	90
脑内血肿清除术	3	80
脑膜病损切除术	3	80
额叶病损切除术	3	90
海绵窦病损切除术	4	145
经额脑病损切除术	3	90
经颞脑病损切除术	3	100
颈椎后路单开门椎管减压术	3	100
颈椎后路双开门椎管减压术	3	80

续表

手术名称	手术级别	手术积点
颈椎前路椎管减压术	3	100
腰椎椎板切除减压术	3	80
胸椎椎板切除减压术	3	100
面神经减压术	3	100
胸骨前食管 - 食管吻合术	4	150
胸骨前食管 - 胃吻合术	4	150
胸骨前食管吻合伴小肠间置术	4	150
食管支撑物置入术	3	60
食管瘘修补术	3	100
回盲部切除术	3	100
盲肠部分切除术	3	100
盲肠切除术	3	100
肛门周围组织切除术	2	30
肛周脓肿根治术	2	44
肛瘘切开术	2	25
肛瘘切除术	2	32
直肠镜下肛门病损切除术	3	70
腹腔镜下胆囊切除术	3	80
腹腔镜中转开腹胆囊切除术	4	120
腹腔镜下胆囊部分切除术	3	120
尿道 - 阴道瘘修补术	4	150
尿道 - 直肠瘘修补术	4	150
腹腔镜下尿道瘘修补术	3	120
包皮切开术	1	10

在采用工作量积点法计算医师的薪酬时，因为重点考虑的是医师的工作量，因此还必须与医师所在科室的风险程度、医疗质量、成本控制、职业道德以及在医疗团队中所承担的角色等挂钩。景惠管理研究院在长期的医院管理咨询实践中，经过和临床专家的沟通，总结出了简便易行且容易得到临床医师认同的科室风险系数评价要素，具体见表9-3。

表 9-3 医院临床科室风险系数评价因素释义表

因素	因素释义	建议分值
患者的稳定性 20 分	该科室所服务的患者病情非常不稳定，必须随时观察和测量生命体征的变化并采取相应的医疗措施。	18～20 分
	该科室所服务的患者病情比较不稳定，必须定时观察和测量生命体征的变化并采取相应的医疗措施。	15～17 分
	该科室所服务的患者病情一般来说都比较稳定，仅是定时观察生命体征的变化，并不一定随时采取相应的医疗措施。	12～14 分
	该科室所服务的患者病情非常稳定，有时需要观察生命体征的变化，并给予一定的医疗指导。	9～11 分
	（评价时可统计病区患者护理级别数量、有病区科室原则上自然高于无病区科室）	
诊疗操作的风险性 20 分	该科室的业务主要以实施有创性诊疗操作为主，操作过程复杂、难度大、风险高。	18～20 分
	该科室的大部分业务以实施有创性诊疗操作为主，操作过程比较复杂、难度比较大、风险比较高。	15～17 分
	该科室的一部分业务是实施有创性诊疗操作，操作过程比较简单、难度比较小、风险比较小。	12～14 分
	该科室的业务主要以药物治疗或物理治疗为主，一般不涉及有创性诊疗操作。	9～11 分
	（评价时可统计患者总量、手术总量和三四级手术占总手术比例作为主要依据）	
诊疗工作时间的规律性 20 分	该科室的诊疗工作时间非常不规律，医务人员对工作时间难以进行统筹安排，个人工作时间安排完全适应患者需求。	18～20 分
	该科室的诊疗工作时间有时会显得不规律，医务人员对工作时间有时难以进行统筹安排，个人工作时间安排有时需要适应患者需求。	15～17 分
	该科室的诊疗工作时间基本规律，医务人员对工作时间基本上可以进行统筹安排，个人基本上可根据医院和科室规定安排患者的诊疗时间。	12～14 分
	该科室的诊疗工作时间非常规律，医务人员对工作时间完全可以进行统筹安排，个人可根据医院和科室规定安排患者的诊疗时间。	9～11 分
	（评价时可统计非正常工作时间工作量占总工作量的比例，如夜间会诊、加班手术、突发的急救或危重患者抢救等）	
医疗纠纷的易发性 20 分	由于诊疗范围和患者的特点，该科室非常容易引起患者的不满和投诉，其发生医疗纠纷的可能性非常大。	18～20 分
	由于诊疗范围和患者的特点，该科室比较容易引起患者的不满和投诉，其发生医疗纠纷的可能性比较大。	15～17 分
	由于诊疗范围和患者的特点，该科室一般不太容易引起患者的不满和投诉，其发生医疗纠纷的可能性一般。	12～14 分
	由于诊疗范围和患者的特点，该科室很少引起患者的不满和投诉，其发生医疗纠纷的可能性很小。	9～11 分
	（评价时主要是参阅相关文献和了解本地区医院各科室医疗投诉和医疗纠纷的发生概率，但不得以本院情况为依据）	
职业的危害性 20 分	该科室的医务人员在诊疗过程中经常需要接触紫外线、红外线、X 射线等辐射；或非常有可能感染传染病及其他医源性疾病；或工作负荷过重，需要长时间的单调作业或夜班作业；或需要长时间的站立或采用强制性体位工作。	18～20 分
	该科室的医务人员在诊疗过程中很多时候需要接触紫外线、红外线、X 射线等辐射；或可能感染传染病及其他医源性疾病；很多时候工作负荷过重，很多时候需要长时间的单调作业或夜班作业；很多时候需要长时间的站立或采用强制性体位工作。	15～17 分

续表

因素	因素释义	建议分值
职业的危害性 20 分	该科室的医务人员在诊疗过程中偶尔需要接触紫外线、红外线、X 射线等辐射；或偶尔可能感染传染病及其他医源性疾病；或偶尔工作负荷过重，偶尔需要长时间的单调作业或夜班作业；或偶尔需要长时间站立或采用强制性体位工作。	12～14 分
	该科室的医务人员在诊疗过程中一般不会接触紫外线、红外线、X 射线等辐射；或一般不会感染传染病及其他医源性疾病；或一般不会工作负荷过重，一般不会需要长时间的单调作业或夜班作业；或一般不会需要长时间站立或采用强制性体位工作。 （评价时参照职业防护津贴标准和科室的实际接触或危害情况）	9～11 分

以重庆市某医院医疗组贡献价值评价按照评估指标确定权重为例（表 9-4）。

表 9-4　重庆市某医院医疗组贡献价值评价

指标	医师人均负担床日数	医师人均出院患者数	医师人均医疗服务性收入	医师人均收支结余数	百元人员经费（基本）核算收入	百元固定资产核算收入	百元耗材核算收入
权重	5%	20%	20%	30%	10%	10%	5%

2．护理人员的薪酬设计

护理人员是医院中的较大医务群体，是医院诊疗服务活动中的重要医务工作者。护理人员配合医师的诊疗活动，正确执行医师的医嘱等诊疗指令关系着全院的医疗服务质量和安全问题。

（1）设计护理人员薪酬体系要考虑的主要因素。

1）考虑工作负荷、风险程度、专科特点等问题。护理人员的主要职责与任务是配合医师完成一系列的医疗任务，在确定护理人员的薪酬待遇时，首先要考虑与医师工作的相关性，如在心脏外科的护士其工作负荷、技术难度与风险程度、所承受的心理压力肯定比皮肤科要大，在确定薪酬排序时要到考虑这些因素。同时，工作量也是考量护理人员薪酬待遇的重要因素，比如有些科室虽然风险比较大，但如果所在科室的患者数量、护理人员值夜班的频次明显低于一些风险低的科室，那么薪酬待遇也可能不会太高。因此，在确定护理人员的薪酬额度时，应综合考虑各个护理单元的专科特点、病情状况、生活自理程度、护理风险、护理工作量、平均住院日、床位使用率、护理级别、收治急危重患者情况、成本控制、患者满意度以及技术水平和服务创新等。

2）考虑护理岗位可替代性问题。护理人员相对于医师来说，相互之间的可替代性比较强，根据可替代性越强其相互之间的薪酬差距越小的原则，护理人员之间的薪酬差距应该不宜像医师那样过大，设计时应掌握在一个合理的区间。这样可避免像急诊科、感染性疾病科等科室在医疗收入来源少、患者量不大的情况下导致护理人员个人收入过低的情况发生。

3）考虑护理岗位间平衡性问题。在设计护理人员薪酬体系时，要平衡好几个方面的关系，如护理管理岗位、临床护理岗位和其他护理岗位之间的平衡，高职称护士和低职称护士之间的平衡，上夜班护士与不上夜班护士之间的平衡，病区护士与门诊护士之间的平衡等，要充分地体现多劳多得、优绩优酬，做到效率优先的前提下，兼顾好公平。

4）考虑特殊护理岗位待遇问题。由于护理人员在整个医疗过程中没有像医师那样起到主导决策的作用，因此，在许多医院的薪酬分配中护理人员的待遇相比医师要低，但医师又是很稀缺的资源，如果在能够保证胜任的前提下，通过岗位的再设计、工作的再分工赋予护理人员新的责任，不失为提高护理人员薪酬待遇的有效方法，例如：耳鼻喉科、眼科、口腔科、妇产科等门诊的特殊护理单元。护士的职能增强也表现在很多其他急救领域。其中一个例子就是在急诊部门出现护士这一职业。一项随机试验发现，与初级医师相比，护士能够在达到同样转归的基础上实现对治疗更好的记录和更高水平的患者满意度，而且护士能够更好地向患者转达他们需要的信息。英国的一项急诊室护士研究表明，他们解释X射线片子的技能达到了初级医师的水平。另一个例子是关于外科护士的。在他们负责任务中，有一些曾经是由外科大夫在培训中所执行的。一项随机试验对辅助某一个具体的外科大夫的外科护士和初级医师进行了研究，结果发现两者并没有引起转归的差别。一项在英国随机试验比较经过合理培训的护士和初级医师在执行术前评估方面的差异。结果表明，就评估质量来说，二者并没有差异，但是这两种模式的成本是一样的。越来越多的人意识到，他们所执行的很多任务（管理或临床）是并不需要医学培训的。因而也有了新型卫生劳动者的出现，如刺络医师，专门进行例行的血液采样。苏格兰的一项研究发现，通过雇佣护士负责夜间的医疗服务可以降低医师一半的劳动强度。科技的创新也带来了技能组合的改变。例如，曾经很复杂的实验室化验现在能够用简单的试剂盒来完成。最显然的例子就是妊娠化验。

（2）护理人员薪酬设计的主要方法：从目前国内医院护理人员薪酬分配的实践来看，护理人员的薪酬大多依据工作量和护理时数量化核发。常用计算办法有：

1）床日护理时数分配法。首先汇总统计出全院各病区所有患者的住院总床日数，其次将全院所有病区护理人员的服务时间数进行加总得出全院病区护理总时数，最终得出：病区每床日护理时数＝全院病区总护理时数 / 全院病区病床总床日数，则病区护理时数单价＝投入护理人员绩效工资总额 / 各病区护理总时数。

2）工作量结合成本收益分配法。首先统计核算各科室护理单元的工作量收益、资产收益、人力成本收益、变动成本收益等“应得运营绩效总额”，再结合护理人员择岗系数、科室调节系数以及综合考核分等因素来确定该科室护理单元的当期“实发绩效总额”。

例如，重庆市某医院临床科室护理单元运营绩效计算公式：临床科室护理运营绩效＝［(团队工作量绩效＋固定资产收益绩效＋人工成本收益绩效＋变动成本控制率绩效）× 择岗系数 × 调节系数＋运营管理绩效］× 综合考核结果 ± 单项考核＋值班绩效。

3．医技人员的薪酬设计

（1）设计医技人员薪酬体系要考虑的主要因素。

1）考虑临床与医技之间的主辅关系。医技人员最大的特点是除了服务于患者，还服务于临床，在确定薪酬待遇时应该参照医师的薪酬待遇水平，由于医技人员在工作中“被动”地服务于临床，所以大部分医院在设计医技人员的薪酬水平时，往往会低于临床医师。当然，这种设计的前提必须是临床医师和医技人员都在合理定岗定编的前提下，即在一名医师和一名医技人员在同样的时间内都是满负荷工作这样的前提下，临床医师的待遇高于医技人员的待遇才是相对合理的。

2）考虑医技科室医师的创造价值。医技人员的薪酬待遇不能以创收能力作为确定薪酬的主要依据。有些医院对于医技人员的薪酬待遇，往往会以创收能力作为最核心的指标，其实这是有很大误区的。因为医疗服务的提供过程是一个团队协作的过程，比如一名临床医师开了一张 B 超单，然后由 B 超医师去执行，那么在这个过程中临床医师和 B 超医师各自的贡献到底有多大，其实是很难准确评价的。所以，尽管我们计算得出了 B 超科室的医疗收入和收支结余，其实这里面还是隐含着医师的价值的。这也是许多医院在确定医技人员的薪酬水平时往往参照临床医师薪酬水平确定的重要原因。

3）考虑医技科室之间的劳务参与程度。在平衡医技科室之间的差异时，重点要考虑医技人员劳务参与程度和仪器参与程度，即劳务参与程度高的薪酬水平应该高，主要依靠仪器处理和出结果的薪酬水平就应该低，这也是病理科虽然收益远没有检验科高，但病理人员在满负荷工作的情况下，其待遇并不比检验科人员低的主要原因。

（2）医技人员薪酬设计的主要方法：医技检查人员薪酬的发放依据主要依据完成检查和检验的工作量、具体技术的责任和风险大小、检查操作所耗的时间以及医技使用设备的价值消耗等。对检查、检验项目按收费的标准，逐项确定不同的相对价值比率或效益单位进行计奖。

有的医院则是通过用人费率来计算医技科室人员的薪酬额度。所谓用人费率其实类似于固定提成的概念，主要是通过参照基期科室人员薪酬额度与基期科室收入的占比，也可以理解为在整个医技收入中人工成本所应该占到的份额。

目前，我国公立医院全面实施“药品零差率”的医改政策，医院的药品销售不但没有利润空间，还要负担药品管理成本，是典型的资源耗费部门。医院将药剂部门绩效纳入医技类平行考核，设计药剂部门人员薪酬时主要考核处方点评量、发药处方量、变动成本收益、国家公立医院绩效考核指标等因素。

重庆市某医院医技科室核算单元运营绩效计算公式为：

医技科室运营绩效＝［（操作项目工作量绩效＋固定资产收益绩效＋人工成本收益绩效＋变动成本控制率绩效）× 调节系数＋运营管理绩效］× 综合考核结果 ± 单项考核＋值班绩效。

药剂科室运营绩效按处方点评张数积点、处方审核张数积点、配液袋数积点、实际占用总床日数积点计算科室核算收入，扣减成本后作为贡献价值的分配额。

4．医辅人员的薪酬设计

（1）设计医辅人员薪酬体系要考虑的主要因素：医疗辅助部门主要包括：门诊导诊、挂号收费、入出院管理、病案管理、消毒供应、氧气供应、负压引流、营养食堂、洗浆、救护车管理、太平间、医学装备维修等。

1）考虑医辅与临床医技之间的主辅关系。医疗辅助部门主要是为临床、医技部门提供服务支持，同样是根据临床需求“被动”服务于临床和医技部门，所以，在医疗辅助人员的合理定岗定编情况下，多数医院在设计医辅人员的薪酬水平时会低于医技人员和临床护理人员。

2）考虑医辅部门设置的重要性和特殊性。医疗辅助部门的合理设置是专科和综合医院管理体系的重要环节，医辅人员与医技人员一样，管理服务工作都具有一定的技术含量，当工作水平达到一定的熟练程度时，就会高效地服务于临床。同时，具有一定规模的医辅部门还可以接收一些外展服务业务，为医院多提供一些经济创收来源。例如：洗浆房、消毒供应中心、营养食堂等重要医疗辅助部门。一些医辅部门虽然不能太多创收，但对于院前急救服务体系、医疗质控等方面有重要保障作用，例如：120 车辆组、病案室等医辅部门。所以，在设计医辅人员薪酬水平时，要考虑部分医辅部门设置的重要性和特殊性，适当给予倾斜，更不能低于工勤人员水平。

3）考虑医辅部门之间的平衡性。医辅部门的设置都有各自的功能定位，他们只有通力配合和整体协作才能保障医院临床医疗服务工作的正常运转，缺一不可。所以，在设计医辅人员薪酬水平时，也要考虑各个医辅科室、医辅人员之间的薪酬平衡性问题，相互差距不能拉开太大。

（2）医辅人员薪酬设计的主要方法：医疗辅助核算单元与医技核算单元有一定的功能定位区别，医疗辅助核算单元的工作量核算依据主要是内部服务量、内部转移价格等因素。

目前，多数医院的医辅人员绩效薪酬按照院平均奖的一定系数核算，但这种方法不利于提高医辅人员工作积极性和服务主动性，也不利于服务质量考核和运营成本管控。

随着医院运营管理体系建立，精细化、信息化成本管控水平的提升，一些医院已对部分医辅科室进行了收支成本考核和服务质量考核，它能有效调动医辅人员工作积极性、创造性和协作性，增强全员参与消耗成本的管控意识。绩效薪酬的主要做法。

1）分摊医辅服务成本。将医辅科室对临床的服务成本进行测算并核定内部服务转移价格。当每月的医辅内部服务价格成本核算出来后，再将医辅服务成本分摊到临床医技科室，落实临床绩效的准成本核算。

2）核算医辅单元绩效。同时，将医辅内部服务价格成本作为医辅科室的绩效核算收入，同时结合服务数量、变动成本、固定成本以及质量考核结果等因素，核算出本科室医辅人员绩效积点值，再结合全院医辅科室绩效预算总额核算出各科当月的绩效薪酬。这种方法主要适用于消毒供应中心、120 车辆组、洗浆房、中心供氧、收费挂号、入出院医保结算等医辅科室。

重庆市某医院医辅科室核算单元运营绩效计算公式为：

医辅类科室运营绩效＝全院医辅科室运营绩效预算总额/全院医辅科室总积点×本科室积点和×综合考核结果×调节系数±单项考核＋值班绩效。

5．管理人员的薪酬设计

（1）设计管理人员薪酬体系要考虑的主要因素。

1）考虑与一线业务人员薪酬的平衡关系。医院的管理人员主要服务于临床和医技等业务科室，其贡献的评价主要是整个医院的业务发展和运营效果，如果说一线业务人员的薪酬待遇从某种程度上说反映了医院整体的业务发展和运营效果，那么在给付管理人员的薪酬时就应该以一线业务人员的薪酬水平为重要依据。如有的医院在设计整个薪酬体系时，会把全院临床医师的薪酬额度、护士长的薪酬额度和职能科室的薪酬额度放在同一水平，以平衡各类别人员的薪酬差距。

2）考虑管理人员的不可替代性。在平衡管理人员内部的薪酬差距时，则又以管理的专业性为重要考量因素，如医务管理人员、护理管理人员这些专业性比较强的管理岗位，学历和再学习能力较强，高效管理需要通过专业的继续教育和培训学习才能保障，所以，其待遇往往会比后勤保障、物资采购等岗位要高。

3）考虑管理人员的综合业绩贡献。管理人员薪酬一般由基本薪酬、津贴和业绩薪酬组成。在支付业绩薪酬时主要综合考虑管理人员对临床业务发展、工作量大小、工作效率和目标任务完成情况以及管理成本费用控制等各种因素，并经严格考核后支付。

（2）管理人员薪酬设计的主要方法：由于管理人员的工作业绩难以量化评价，且管理人员一个最大的特点是选拔重于评价，因此，在给付管理人员的薪酬时，许多医院会对管理人员的岗位价值进行评价，即对全院各个管理岗位的重要性排序，越是排在前边的岗位其薪酬待遇自然也越高（表9-5）。

在医院管理咨询实践中，可以尝试应用过自主开发的景惠36因素评分法、分类比较法、排列法等诸多方法，但在实际应用中，医院管理者和参评人员大都反映评价的因素过多，过程烦琐，不便于操作。因此，可以在借鉴海氏评分法的基础上，结合医院的实际制定了便于操作应用的医院管理人员岗位价值五要素评分法，在医院的应用实践中不断优化完善。

表 9-5 医院职能科室岗位价值评价因素释义表

因素	因素释义	参考分值
知识技能（20）	1 必须精通本专业领域的知识和技能，具备该领域整体管理方案设计的能力，应是本医院在该领域的权威专家。	15～20
	2 熟悉本专业领域的基本知识与技能，能够独立完成本专业领域的相关工作。	10～14
	3 熟悉本专业一般的知识与工作流程即可胜任，能够完成基本的汇总、统计、分析等工作	5～9
决策参与（20）	1 该岗位经常参与医院全局性决策活动，提供决策参谋支持。必须持续向院领导提交有关管理方案、实施计划、工作标准以及报告、材料等。	15～20
	2 该岗位只是参与医院局部性的决策活动，一般只提供决策建议。偶尔向院领导提交有关管理方案、实施计划、工作标准以及报告、材料等。	10～14
	3 该岗位主要以执行工作任务为主，很少参与决策性活动。基本不需要向院领导提交有关管理方案、实施计划、工作标准以及报告、材料等	5～9
督导责任（20）	1 该岗位承担着重大的监督检查责任，必须持续监督检查业务科室的工作情况。	15～20
	2 该岗位承担着一定的监督检查责任，需要阶段性地监督检查业务科室的工作情况。	10～14
	3 该岗位只需要完成本岗位的职责即可，不需要监督检查业务科室的工作情况	5～9
沟通协调（20）	1 该岗位需要进行大量的对外和对内沟通协调工作，其职责的履行和工作任务的完成涉及许多岗位。	15～20
	2 该岗位需要进行一些对外和对内沟通协调工作，其职责的履行和工作任务的完成涉及其他岗位。	10～14
	3 该岗位很少需要进行对外和对内沟通协调工作，其职责的履行和工作任务的完成一般不涉及其他岗位	5～9
任职资格（20）	1 该岗位有明确的任职资格条件，专业必须对口，否则无法胜任。	15～20
	2 该岗位的任职资格条件不太明确，基本由本院自己掌握，一般积累半年以上的工作经验或经过短期专业培训后即可胜任。	10～14
	3 该岗位不需要特别的任职资格条件，经过简单培训或一个月内的工作经验即可胜任	5～9

海氏评分法是美国工资设计专家海（Hay）在 1951 年开发出来的。他认为所有职位所包含的付酬因素可以抽象为三种具有普遍适用性的因素，即知识和技能水平、解决问题能力和风险责任，Hay 设计了三套评价量表，最后将所得分值加以综合，算出各个工作职位的相对价值。该评估法认为，一个岗位之所以能够存在的理由是必须承担一定的责任，即该岗位的产出。那么通过投入什么才能有相应的产出呢？即担任该岗位人员的知识和技能。那么具备一定“知能”的员工通过什么方式来取得产出呢？是通过在岗位中解决所面对的问题，即投入“知能”通过“解决问题”这一生产过程，来获得最终的产出“应负责任”。这样，判断一个岗位的价值就归结为知识和技能、解决问题的能力、承担的风险责任三大要素。而岗位价值评价五要素主要是指知识技能、决策参与、督导责任、沟通协调和任职资格。

为了在岗位价值评价时让参与评价的专家或相关参与人员能够对岗位的实际情况有更多的了解，需要本岗位的人员按照上述五大要素进行事例说明，为避免本评价标准未能兼顾一些特殊岗位或职责，允许有例外说明。具体示例如表 9-6～表 9-9。

表 9-6 医院职能科室岗位价值评价事例说明

岗位名称	知识技能事例说明	决策参与事例说明	督导责任事例说明	沟通协调事例说明	任职资格事例说明	例外事例说明
人力资源部主任	具备完备的人力资源管理知识体系，熟练掌握和应用人力资源六大体系的知识和技能。	参与医院人事和分配政策制订，制订人力资源规划，组织全院绩效管理体系的建立。本年度撰写全院性管理方案 6 份，制订涉及全院性的考核标准 3 份。	监督检查全院绩效考核工作的开展。监督检查全院的劳动纪律和工作秩序。本年度共实施全院性考核 4 次。	需要与医院领导、全院中层干部沟通协调。需要与人社部门和卫生行政部门沟通协调。	需要具备高级经济师任职资格。	
医务部主任	需要具备全面的医疗管理知识与技能，能够对全院的医疗工作进行规划。	参与医院医疗工作、绩效分配、学科建设与发展等方面的决策。负责制订全院医疗管理方案和医疗考核标准。本年度撰写全院性管理方案 8 份，制订涉及全院性的考核标准 5 份。	监督检查全院的医疗质量，并定期进行分析通报。每月对科室医疗运行情况进行现场督导。本年度共实施全院性考核 8 次。	需要与医院领导、全院中层干部沟通协调。需要与卫生行政部门、医学学术团体沟通协调。	需要具备主任医师任职资格。	现任者是省医院评审委员会专家

表 9-7 重庆市某医院行后部门价值系数示例

科室	科价值系数	科室	科室价值系数
医务科	1.08	预防保健科	1.04
护理部	1.08	审计科	1.04
财务科	1.08	纪检监察室	1.04
院办公室	1.08	医保科	1.04
人力资源部	1.08	招标采购科	1.04
质控与考核科	1.08	设备科	1.04
党委办公室	1.06	工会	1.04
医患关系办公室	1.06	总务科	1.04
院感科	1.06	公益事业科	1.04
信息科	1.06	保卫科	1.04
科教科	1.06		

表 9-8　重庆市某医院职能部门基础岗位系数示例

基础分档	基础系数	任职基本条件
部门正职	1.80	按现任职。
部门副职（主持工作）	1.60	按现任职。
部门副职	1.50	按现任职。
主管五级	1.20	在本岗位工作 25 年以上，并取得本专业正高级技术职称资格。
主管四级	1.10	在本岗位工作 20 年以上，并取得本专业副高级技术职称资格。
主管三级	1.05	在本岗位工作 15 年以上，并取得本专业中级技术职称资格。
主管二级	1.03	在本岗位工作 10 年至 15 年（含 15 年），并取得本专业中级技术职称资格。
主管一级	1.00	在本岗位工作 7 年至 10 年（含 10 年），并取得本专业初级技术职称资格。
干事三级	0.95	在本岗位工作 5 年至 7 年（含 7 年）。
干事二级	0.85	在本岗位工作 3 年至 5 年（含 5 年）。
干事一级	0.75	在本岗位工作 1 年至 3 年（含 3 年）。（硕士毕业任职本岗位第 2 年、本科毕业任职本岗位第 3 年、大学专科毕业任职本岗位第 4 年）
见习干事三级	0.65	硕士毕业任职本岗位第 1 年、本科毕业任职本岗位第 2 年、大学专科毕业任职本岗位第 3 年。
见习干事二级	0.55	本科毕业任职本岗位第 1 年、大学专科毕业任职本岗位第 2 年。
见习干事一级	0.45	大学专科毕业任职本岗位第 1 年。
协议人员		按与院方签订的协议执行。

表 9-9　重庆市某医院后勤部门基础岗位系数示例

基础分档	基础系数	任职基本条件
部门正职	1.30	按现任职。
部门副职	1.10	按现任职。
工勤六级	0.70	在本岗位工作 9 年以上，并取得本岗位高级技师资格。
工勤五级	0.65	在本岗位工作 7 年至 9 年（含 9 年），并取得本岗位技师资格。
工勤四级	0.60	在本岗位工作 5 年至 7 年（含 7 年），并取得本岗位初级工资格。
工勤三级	0.50	在本岗位工作 3 年至 5 年（含 5 年）。
工勤二级	0.45	在本岗位工作 1 年以上至 3 年（含 3 年）。
工勤一级	0.40	在本岗位任职第 1 年。
协议人员		按与院方签订的协议执行。

管理人员的岗位价值系数确定后，按照医院为全部管理人员核定的薪酬总额推算出每一价值系数的基础薪酬值，再与具体岗位的价值系数值相乘，即为该岗位应得薪酬数额。

重庆市某医院行后科室核算单元运营绩效计算公式为：

行后部门运营绩效＝（行后部门运营绩效预算总额 / 行后部门岗位系数总和 × 个人岗位系数）× 综合考核结果 ± 单项考核＋值班绩效。

核心管理层薪酬。医院核心管理层人员的绩效薪酬一般参照院内某类在岗人员的绩效平均水平为标准，结合一定的分配系数核发绩效薪酬。近年来，随着《现代医院管理制度》等医改政策推进，医院单位主要负责人的薪酬可实行年薪制，根据履职情况、职业道德、管理水平与工作能力、工作成效等要素来设置考核指标内容，经定期考核后确定年度考核等次，依据年度考核等次来核发年度薪酬。单位主要负责人的绩效薪酬可先在月度部分预发，一般在次年第一季度内由上级主管部门组织考核并确定年度考核等次后，清算汇总上年度薪酬。核定医院核心管理层中的副职（或非实职）院领导绩效薪酬时，可以参照单位主要负责人的薪酬标准水平，按一定下浮比例核算并考核发放。

9.2.3 薪酬分配体系的执行分析

建立“医院财务经济运行分析体系”至关重要，我们不但要开展日常财务经济运行活动分析，更要进行定期的“薪酬绩效考核分配专题分析”，用以反映薪酬绩效实施状况，检验现行薪酬分配方案的可行性，为领导层提供准确的决策信息。具体的执行分析操作模式如下。

1. 建立分析台账体系

一般要设计以下表单：

（1）《医院薪酬绩效考核分配体系相关文件登记表》；

（2）《医院薪酬绩效方案重要执行信息登记表》；

（3）《医院薪酬绩效各类人员预算及执行情况分析表》；

（4）《医院科室绩效及收支工作量分析台账（各年月比较表）》。

2. 执行情况分析

第一步：内部复核。每期的绩效薪酬初步核算出来后，财务核算组人员会同审计科人员共同对相关绩效数据进行复核，结合薪酬核算管理经验，查找差异原因，实施内部双向复核。

第二步：形成报告。由绩效核算组人员根据以上分析台账体系中的数据信息进行分析，形成《薪酬绩效月度执行情况分析报告》，提交“医院薪酬绩效考核分配领导小组”分析讨论、研究决定特殊薪酬情况。

9.2.4　薪酬分配体系的信息沟通与反馈

1．与上级部门的沟通与反馈

（1）与医院上级主管部门、财政部门、人社部门的备案沟通。医院的薪酬分配方案经过职代会审议后，提交医院党委会议研究审核，形成正式文件上报上级主管部门、财政部门、人社部门的备案。

（2）与医院薪酬绩效领导小组的信息沟通与反馈：绩效薪酬发放前，核算组一般提前 2 天向薪酬绩效考核分配领导小组提交当月绩效分析报告，留给领导小组成员会前准备时间，经小组研究讨论后形成《绩效执行纪要》。

2．与核算相关科室之间的信息沟通与反馈

（1）科室沟通：制订《绩效核算数据管理制度》《绩效核算信息沟通与反馈制度》等管理制度，建立核算相关科室间的信息沟通渠道，做实《医院绩效工资核算数据签收记录》，确保工作量、固定成本、变动成本、实际出勤天数等重要数据的准确性和及时性，准时向员工发放绩效薪酬。

（2）个别沟通：发放绩效前，针对绩效考核执行时的特殊情况，要先与个别临床、职能科室进行考核结果的数据核对与沟通反馈。这样，不但能反映绩效指标考核归属职能部门的责任心问题，还能提前做好临床科室的考核奖惩思想准备工作，提升医务人员对本院薪酬分配方案的信任度和满意度。

3．与二级分配科室负责人或员工之间的信息沟通与反馈

（1）建立个人收入统计台账体系：包括：《人员收入基本情况表（汇总）》《绩效二级分配台账》《基本工资分配台账》《工会福利、公积金及社保缴费统计台账》《个税及社保缴费扣除信息台账》及《科室员工二级分配问题信息登记表》等。

（2）反馈个人收入信息：每月在 HRP 工资系统中公布在职员工的个人收入信

息，提供个人用户密码查询。为医院领导的年度个人所得申报和开具员工收入证明等需求提供了方便、准确的个人收入查询渠道。

（3）收集问题持续改进：查找分析《绩效考核分配方案》执行过程中的存在问题及原因，及时提交“医院薪酬绩效考核分配领导小组”研究解决，持续完善薪酬分配方案，合理调整运营管理指标考核体系。经调研分析，多数反馈的医院绩效薪酬分配问题主要是因为考核指标体系的科学合理性因素造成的。所以，合理设置全院综合目标和科室具体考核指标体系是保障薪酬分配方案正确实施的重要运营管理内容，是医院高质量发展、可持续发展的有效管理手段。

（蒋越志）

附　录

附录1　基于平衡计分卡的GH医院手术科室绩效评价体系案例

有一种说法，对医院学科发展来说，“外科强则医院强”，因此，医院外科系列的绩效管理显得更加重要。手术科室绩效评价一直是公立医院管理的热点和难点问题，本案例将平衡计分卡与手术科室绩效评价结合起来，具有实践意义。以GH医院作为分析研究对象，对当前医院手术科室绩效考核现状及存在的问题进行分析，在运用平衡计分卡理念上建立了以GH医院手术科室为主的三级绩效评价体系，推进GH医院绩效管理的提升，进一步增强了GH医院核心竞争力，有助于实现GH医院既定的战略目标。同时丰富了平衡计分卡理论并进行个性化发展，为平衡计分卡在公立医院绩效评价中的应用提供一个可参考的范本，促进公立医院运行机制的完善，提高公立医院运营效率效果（附录图1-1）。

长期以来，为维持经营和发展，许多公立医院采用了院科两级薪酬分配方式，并制定了相应的绩效评价体系，在激励医务科室和医务人员创造经济收益上取得了一定的成效，但也存在着种种问题，如绩效评价指标在制定上缺乏充分论证、存在随意性；评价结果未体现公益性导向；各类型科室考核指标体系大同小异，未突出业务差异性；绩效考核不能充分体现知识和服务价值等，使得绩效评价不能充分发挥预期效用。

随着国家医疗卫生体制改革的推进，国家出台的各项政策文件逐步明确了公立医院绩效评价的改革方向。《国务院关于印发“十二五”期间深化医药卫生体制改革规划暨实施方案的通知》（国发〔2012〕11号）明确指出，要建立规范的公立医院运行机制，实行岗位工作量和服务质量为主的岗位绩效工资及综合绩效考核制度，以此调动医务人员的主观能动性。即要建立服务质量和岗位工作量为主要考核内容的，以服务为导向的现代薪酬分配制度，建立科学的工作量与薪酬核算方法，切断公立医院的创收机制，充分提高医务人员的积极性。随后，国务院办公厅颁布《关于城市公立医院综合改革试点的指导意见》又一次明确了建立公立医院运行新机制，

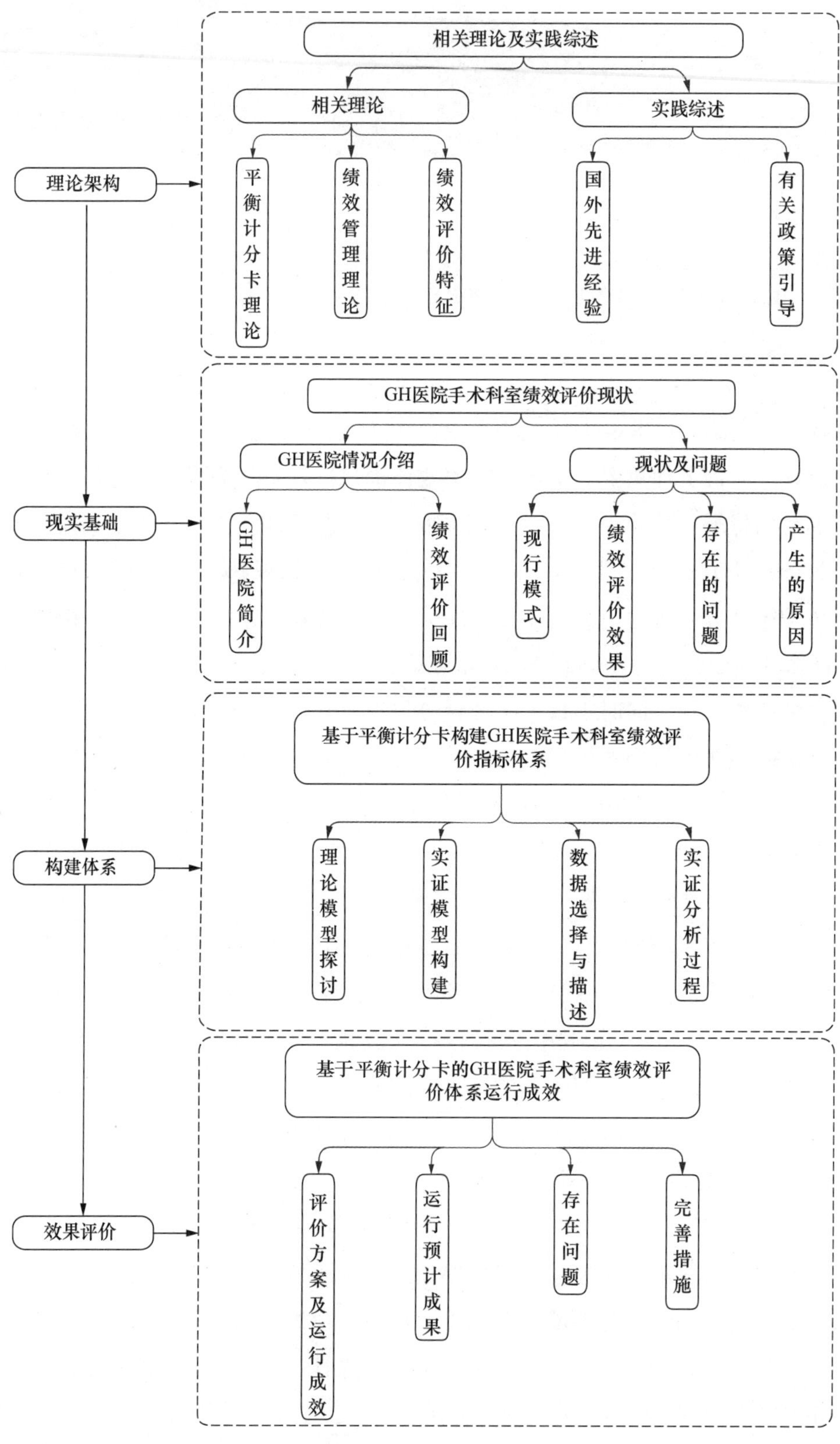
理论架构
现实基础
构建体系
效果评价
相关理论及实践综述
相关理论
实践综述
平衡计分卡理论
绩效管理理论
绩效评价特征
国外先进经验
有关政策引导
GH医院手术科室绩效评价现状
GH医院情况介绍
现状及问题
GH医院简介
绩效评价回顾
现行模式
绩效评价效果
存在的问题
产生的原因
基于平衡计分卡构建GH医院手术科室绩效评价指标体系
理论模型探讨
实证模型构建
数据选择与描述
实证分析过程
基于平衡计分卡的GH医院手术科室绩效评价体系运行成效
评价方案及运行成效
运行预计成果
存在问题
完善措施

附录图 1-1　技术线路图

建立符合医疗行业特点的人事制度。

在国家政策要求和公立医院内部管理需要的背景下，如何完善分配制度和激励机制，如何对重点科室绩效评价进行积极创新和探索，创建以社会公益性和运营效率为考核重点的评价体系进而调动医务人员的积极性，提高医疗服务水平，推动公立医院的健康发展，是我国公立医院绩效转型的重点，是当前我国公立医院管理所面临的急需解决的现实问题。

一、平衡计分卡的理论框架

平衡计分卡自提出后，理论得到了不断地发展和完善，同时通过实践获得了广泛的认可。平衡计分卡以信息为基础，将一个组织的业绩驱动因素系统地完整地纳入考虑，并从多个维度平衡这些驱动因素，从而形成了一个全面系统的业绩考核指标体系。平衡计分卡将组织长期战略目标与组织业绩相结合，是一种能够实现组织长期战略管理的管理工具。

平衡计分卡将绩效评价上升到组织战略实现的高度，从财务、客户、内部流程、学习与成长四个维度围绕组织进行综合全面的绩效评价，相对于传统绩效评价工具的片面性而言具有长足的进步。这一理论建立了源于战略的绩效指标之间的因果关系，具有多种防“失衡”的平衡机制，能为解决组织存在绩效考核难题提供解决方法。其中：

（1）财务维度是以实现财务目标为目的。处于不同时期的组织将根据其当前发展状况制定不同的财务目标。财务目标是衡量组织运营经济结果的主要指标，与组织的管理生产水平密切相关。作为是衡量组织持续发展的根本指标之一，财务目标的实现需要通过提高效率、降低成本、提高附加值、提高固定资产使用率等方法。

（2）客户维度关注顾客的需求，通过反映组织根据市场需求为顾客提供有价值的服务来达到组织长远发展的目的。这一目标能解决组织的市场定位、目标客户、组织提供服务的价值定位等问题。

（3）内部流程维度是指为了顺应组织内外部环境的巨大变化，组织需要调整自身的战略目标。为适应组织战略目标的调整，组织内部业务流程也不得不改造。这一维度是为了实现市场需要什么、组织擅长什么和该如何行动等问题，以此提高组织内部运行效率和服务质量，来为顾客创造价值，最终实现组织的战略目标。

（4）学习与成长维度避免了短期行为，通过不断地学习和创新，研发新产品新服务为客户提供新的价值；通过不断改进内部运行效率，来促进组织进入新市场，增加利润份额，最终达到组织长期发展战略目标和组织的长期均衡。这一维度通过提高员工技能水平和自我创新能力等来实现。

平衡计分卡的四个维度是为实现组织的战略目标来服务的，通过平衡计分卡的四个维度，能够使得组织战略通过具体化、量化、科学的指标体系得以在组织内部贯彻执行。其具体关系如附录图 1-2。

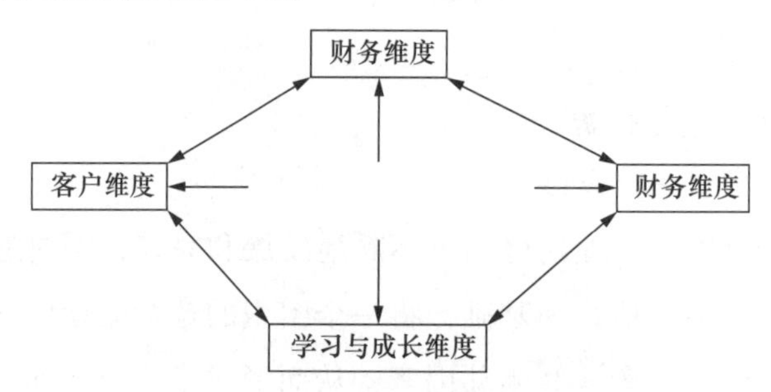

附录图 1-2 平衡计分卡四个维度关系图

将平衡计分卡应用于医院，将医院战略与科室目标相结合、科室战略与个人目标相结合，能最大限度地将员工执行行为与医院长期战略和文化相结合，激发员工的积极性和创造性，促进医院战略执行力的提高，最终达到发展医院、成就员工的目的。由于平衡计分卡能解决公立医院的组织目标不完全在于财务上的利润，更在于使命、价值观和社会效益，因此国外许多一流的医院均采用了平衡计分卡来进行绩效管理，如美国杜克儿童医院、麻州梅医医学研究中心、蒙迪菲奥雷医院、梅奥诊所等，并获得了广泛的认可和成功。其中梅奥诊所作为一所历史悠久并具有世界影响力的医疗机构之一，围绕着“患者利益至上”的核心价值观，选取了平衡计分卡考核体系，在医疗、科研、教学三个方面都获得了快速发展。梅奥诊所平衡积分卡选取考核指标时并不单纯关注投资回报率，而是以是否有利于患者、是否产生社会效益为核心，使得绩效评价体系达到了外部客户和内部运营维度、客观和主观指标、短期和长期指标之间的平衡。具体指标如附录表 1-1。

附录表 1-1 梅奥诊所平衡计分卡维度和指标

维度	指标
财务维度	收支结余率、平均患者成本、医疗收入
客户维度	患者满意度、医师沟通满意度、患者是否推荐他人就诊、患者能否陈述看护流程、患者出院准时率、患者是否能选择医师
内部流程维度	出入院等候时间、院内感染率、医护人员与床位比、床位占用率、血液培养率、临床路径使用率
学习与成长维度	诱因计划—宣导与推行、策略性资料库—使用和可搜集性

1. 效及绩效管理的内涵

诸多学者从不同角度定义了绩效的内涵，一部分学者认为绩效只是单一的概念，认为绩效等于关系绩效与任务绩效之和（伯曼、莫特维，1993 年），这样的观点是片面的。实际上，绩效是成员在工作组织与组织单位目标有关的一组行为（Richer、Williams）。从管理学的视角来看，绩效与管理密不可分，绩效促进管理目标的实现，并随着管理目标的完成情况而不断变化。从经济学的视角来看，绩效能够使得员工获得公平的报酬，从而调动员工工作积极性。从社会学视角来看，绩效是所有人员应肩负的社会责任。绩效氛围组织绩效和个人绩效两个层次，个人绩效是组织绩效的前提，个体自身目标的完成度决定了组织绩效的完成。

绩效管理源于 20 世纪的美国，罗伯特克沃先生在他的著作《绩效管理》中认为，组织中的绩效管理是一个长期、连续的交互过程，受到个人和组织双方面的协约约束。绩效管理作为一个循环往复上升的管理过程，是一个完整的系统，能前瞻性地规划企业和员工未来发展，具备完善的计划、监督和控制的方法，通过个人与组织的协作，最终实现双方目标的共赢。绩效管理过程应包含以下要素：目标与计划、辅导与联系、评价与坚持、应用与反馈等。

2. 绩效评价的内容和标准

绩效评价是绩效管理的关键环节。首先，绩效评价是基于组织战略目标来对员工的工作进行测量和评价，并将评价结果作用于人力资源管理的其他职能方面，进而推动组织战略目标的实现。其次，绩效评价需要系统化、规范化的指标，通过一定的制度、程度和衡量方法来进行评价。最后，绩效评价是对员工所表现的业务能力、工作态度和业绩进行评价。绩效评价一般有三种常用的标准：

（1）结果导向。关注结果的达成，而非过程和方法。管理者对员工的任务完成度来进行评估，针对不同工作内容和任务的员工，选择不同的结果进行绩效评价。

（2）行为导向。在实际工作中，有一些员工主观性的行为难以量化，而员工的行为和态度直接影响绩效结果，如咨询服务业人员。故进行绩效评价时除了考评员工是否做正确的事，还应考评其是否正确地做事。这一标准的重点在于甄别评价员工在工作中的行为表现，关注其行为是否与预定要求一致。

（3）特质导向型。员工个人特质如“工作态度好”“工作繁忙”“经验丰富”等作为最不敏感的一项指标，虽缺乏客观严谨的评价指标，往往依靠主观判断，但依然被广泛地接受和应用。

二、公立医院手术科室绩效评价的基本特征

医院各科室由于其职责分工不同、工作难度不同而使得绩效评价存在较大的差距，其评价指标之间往往不具有可比性。大部分医院在进行绩效评价时仍然比较粗放，各项指标相对笼统，针对不同科室设立专项指标的情况并不普遍。医院临床手术科室提供门诊、住院、手术服务，从一定程度上是医院医疗实力的代表。设置手术科室绩效评价体系来提高对手术科室评价的有效性以促进医院绩效考评工作的开展具有较强的实践意义。

手术科室相对于非手术科室的绩效评价，存在以下差异：

1．考核指标的选取存在差异

手术科室绩效评价除含非手术科室的评价指标外，还应考虑其特有指标，如：手术例数、手术分级管理、手术切口感染率等指标。这些指标能直接评价手术科室的工作效率和工作质量。

2．指标所占比例存在差异

一方面，因为手术科室与非手术科室所选取的评价指标数量有所不同、有所差异。同一个指标在同一个医院中，在手术科室和非手术科室评价的作用不同，因而应赋予这一指标不同的权重分值以体现这种差异。如“无菌操作技术”因在手术过程中的突出要求，在绩效评价时可以赋予更大的权重分值。

3．手术科室特有指标可以赋予额外分值

因手术科室工作具有高风险性，承受较大的压力。为鼓励手术科室积极开展工作，可以考虑将如达到无医疗差错事故指标、手术例数指标给予加分奖励。从医疗安全角度来看，手术科室是医疗事故和医疗纠纷的高发地，分析手术科室和非手术科室之间绩效考评的差异，并建立相应的绩效评价体系，突出医疗安全指标的选择和权重，有利于促进手术科室诊疗服务安全性的提高。

三、国家政府部门政策引导

2015年5月，国务院颁布了《关于城市公立医院综合改革试点的指导意见》，对城市公立医院综合改革提出了总体要求和具体意见，是城市公立医院深化医药卫生体制改革的纲领性文件，面对医改的全面实施和落地，我国大型公立医院绩效评价面临着新的环境。

1．公立医院考核评价体系以公益性为导向

意见中要求公立医院管理机构制定公益性为导向的城市公立医院绩效评价指标体系。医院主管部门对医院层面的绩效考评以公益性为导向，医院内部绩效评价体系也应遵循公益性原则。

2．公立医院药品零加成，降低耗材和大型医用设备检查价格

意见中明确要求试点城市公立医院推行医药分开，取消药品加成（中药饮片除外）。将公立医院补偿由服务收费、药品加成和政府投入三个渠道，改为服务收费和政府补助两个渠道，以达到严控医药费用不合理增长的目的。

这一要求使得公立医院内部绩效评价应重视对药占比、卫生材料占比、检查收入占比的控制。通过内部绩效评价体系的引导作用，促使公立医院药占比、耗占比下降，最终符合《指导意见》的要求。

3．合理调整提升体现医务人员技术劳务价值的医疗服务价格

意见中明确了合理调整提升体现医务人员技术劳务价值的医疗服务价格，对此，医院内部绩效评价体系应设置相关指标，对这些医疗服务项目予以激励。

4．强化医务人员绩效考核，合理确定医务人员薪酬

意见中要求公立医院完善绩效工资制度，优绩优酬，重点向临床一线及支援基层有突出贡献的人员倾斜，对强化临床一线科室绩效考核及评价显得更加重要。

5．分级诊疗政策的落地

意见中要求推动医疗卫生工作重心下移，优质医疗卫生资源下沉，确保分级诊

疗的落地，对医院绩效考核及评价也提出更高的要求。

四、GH 医院手术科室绩效评价工作回顾

（一）GH 医院简介

GH 医院在建设“效率型、服务型、特色型”医院的发展思路指导下，以国内一流大学为依托，成为了一所集医疗、教学、科研于一体的大型综合三级甲等医院。近年来，医院荣获“全国卫生系统先进单位”“全国医院文化建设先进医院”“全国十大百姓放心医院”等一系列荣誉称号。

1．学科建设和科研概况

医院外科特色明显，跻身国内一流水平。肝脏外科（器官移植医学）、微创医学、骨外科成为 GH 医院三大医疗技术品牌，在华南地区甚至全国均有一定影响。医院拥有肝脏外科、骨外科、胃肠外科、泌尿外科、神经外科、心胸外科、感染性疾病科、内分泌医学科、精神心理科、肾脏内科等 9 个国家级重点学科。

近年来，医院获得国家 973 重大项目、国家自然科学基金面上项目、重点项目及重大项目、国家杰出青年科学基金项目、省级自然科学基金等各种科研案例项目 1200 余项，获得各种科研成果近 70 项。

2．设备情况

为提升医疗水平，为患者提高更加精密的检查，医院配备有正电子发射计算机断层显像 CT、320 排动态容积 CT、电子直线加速器等代表世界领先医疗水平的医疗设施。此外，医院注重数字化医院建设，医院 ERP 系统全面上线，成为国内医院信息化建设行业翘楚。

3．人才情况

医院拥有在职员工 3523 人，其中卫生专业技术人员 2664 人，高级职称人员 508 人，含国家“千人计划”4 人、“国家杰青”2 人。医院拥有博士点 29 个，博士后流动站 3 个，硕士生导师 385 人，博士生导师 103 人。

4．GH 医院规模

医院目前拥有两个院区。总占地面积 44.9 万平方米。医院床位数 3000 余张。2016 年门急诊量 500 余万人次，年出院患者 20 余万人次，手术量 8 万余人次。

5．GH 医院文化及战略目标

医院重视文化建设，确立了“以患者为中心、弘扬医学、医德至上”的院训，增强医院凝聚力和职工敬业度，形成独具特色的 GH 医院文化体系，为医院的持续发展提供强大的精神力量支持，提出“专科特色明显，国内一流”的战略目标。

（二）医院绩效评价工作回顾

1．GH 医院月度绩效评价工作开展情况

随着公立医院改革的不断推进，GH 医院绩效评价工作稳步开展。GH 医院的绩效评价的主要内容是对全院所有科室进行工作质量方面的考核。2008 年 8 月，GH 医院成立医院绩效管理工作考核委员会，统筹全院绩效管理工作，制定了《GH 医院工作质量考核与控制标准条例》和《GH 医院绩效核算与考核分配制度》，成为 GH 医院绩效考核评价的重要规章制度。依据该标准条例和绩效考核分配方案对医院绩效管理的基本原则、考核内容、考核指标、绩效薪酬、组织机构等做了详细规定。全院所有科室按照性质分临床科室、医技科室、护理科室、行政后勤科室，并按以上四种科室分类进行月度绩效考核和评价。月度绩效评价结果与科室当月绩效挂钩，同时根据科室年初预算各种经济、效率、质量指标完成情况确定发放科室当月绩效。科室二次分配主要依据岗位、职称职务、工龄、工作量等设定权重，确定个人绩效分配系数。这种考核方式主要依据经济效益指标的完成情况确定个人绩效，有一定的激励作用。

2．GH 医院年度绩效评价工作开展情况

根据医院职工实际在岗工作情况，结合岗位与责任，个人从能、勤、绩、德四个方面进行年度考核，职工年度考核包含医院全部人员：卫生技术人员、护理人员、行政后勤人员、党政事务管理人员、工勤人员，考核方法年度考核对象包括全部的行政管理人员、卫生技术人员、工勤人员、工程技术人员，科室根据职工表现进行

考核，按照优秀、合格、基本合格、不合格的考核标准进行评定。一般考核优秀的比例为10%，职工只要没有违反医院相关规定，绝大部分职工年度考核一般都能达到合格。这种考核结果相对趋中，体现不了科室或者个人工作量，考核内容相对笼统，主观性强，考核方法粗糙，带有很强的主观性，不能做到公平公正，没有临床医师专用评价考核指标体系。

3. GH医院绩效评价指标内容

医院绩效小组针对实际实施反馈情况每年调整一次，以确保医院绩效方案充分体现其价值和作用，经过数年的调整和修订，目前GH医院绩效评价指标内容包括医疗及医技质量、病历质量、护理质量、医院院内感染控制、临床抗菌药物应用合理性等医院综合质量管理的各个方面。

（三）医院手术科室绩效评价现行模式及其效果

GH医院手术科室绩效评价现行模式原则是：以科室工作量完成情况为基础，以科室效益评价为手段，以医疗质量控制为根本，优劳多得，体现员工的价值。

在GH医院现有的手术科室绩效考核方式中，月度绩效评价标准主要包含手术量、日间手术占比、出院人数、病历质量、护理质量、院内感染控制、手术操作规范性、抗菌药物使用率、管理制度落实等。这些考核评价标准与临床医师联系相对紧密，但考核对象有些是临床医师，有些是科室负责人，有些是护理人员，个人激励作用不足。手术科室有其区别于其他科室的特殊性和差异性，比如考核手术科室病例情况还应该包括术前病例讨论情况和重大手术报告制度等内容针对性不强。

（四）医院手术科室绩效管理与评价存在的问题及成因

1. GH医院现行手术科室绩效评价存在的问题

（1）手术科室绩效考核与评价出发点和落脚点存在问题：现行的手术科室绩效评价最终与科室绩效挂钩，绩效评价的结果最终被用于月度或者年度绩效发放的标准，绩效评价的唯一出发点和落脚点变为经济利益，导致手术医务人员过多地聚焦科室经济利益的分配，忽视了科室整体的发展和绩效的改善，失去绩效评价原本的目的和意义。

（2）缺乏对手术科室临床医师的绩效评价：现有的手术室绩效评价标准以整个科室为评价对象，临床医师的工作量绩效以整个科室为标准衡量和评价，用于考核工作量、医疗治疗等经营类指标占比较高，反映患者层面、医师个人和科室学习与发展层面的标准比较少，无法体现个人绩效高低与否，没有形成专门针对临床医师个人的绩效考核指标。

医院所有科室使用相同的考核指标，没有考虑手术科室的特殊性如手术切口感染、三四级手术占比、手术操作规范性、日间手术占比等手术科室特殊性的指标；同时由于考核指标所占比例有所差异，考核权重也有所不同，手术科室无菌性要求高，理应赋予该项指标更高分值，以体现其重要性。

（3）考核内容比较笼统粗糙，准确性有待加强：现有的手术科室绩效考核体系某些具体指标只能作为加分或者扣分项目，量化程度低，并不能够完全体现临床医师的工作难度和存在的风险、岗位对人员专业素质要求的高低、工作量、工作复杂程度和饱和程度、个人工作主动性和责任性、个人学术和科研能力，因而考核内容比较笼统粗糙，考核准确性有待加强。

（4）绩效评价信息化水平有待提升：由于全院没有统一的绩效评价系统，其次绩效评价指标数据无法从 HIS 系统取数，只能依靠手工录入模式进行统计分析，工作效率有待提高。

（5）缺乏有力的激励措施：薪酬待遇主要包含经济性和非经济性待遇，前者主要包含：基本工资、绩效工资、年终绩效、五险一金等，后者主要包括：工作环境、员工个人成长的机会、得到领导的肯定和赞赏、能力提高、职业安全等。经济性待遇在月度考核中体现为绩效形式，具有较大的激励力度；年度考核优秀的同事，由医院发放一次性奖励，并在医院办公平台（OA）上公布，此外，没有其他的相关激励措施。为了让医院能长期可持续发展，更好体现医院“以人为本”的管理思想，医院应该加强职工非经济性待遇，全面薪酬包括员工内在的满足、成长的机会、肯定和赞赏、金钱的报酬，让职工有强烈的归属感，忠于医院发展，因此绩效考核的激励措施应该考虑与非经济性待遇挂钩。

2．GH 医院手术科室绩效管理与评价存在问题分析

（1）在新形势下，绩效管理应对措施不足：近年来，公立医院提倡引进和借鉴先进企业的管理思想和理念，但是由于医疗行业的特殊性，这些企业的理念和公立

医院理念有很多地方需要磨合调整才能为医院所用。

（2）手术科室高层管理人员对绩效考核和管理认识有待加强：手术科室高层管理人员大部分都是卫生专业技术人员，业务精湛，专业技术水平高超，但是对绩效考核认识往往缺乏科学合理的认识，绩效评价的结果最终被用于月度或者年度绩效发放的标准，绩效评价的唯一出发点和落脚点变为经济利益，绩效管理对本科室人员的工作表现进行评价考核的目的是对优秀的员工进行奖励，对不合格的员工进行惩罚，这些都导致不能对绩效考核对象进行全程动态管理，阻碍了绩效管理对工作的改进，不利于问题的解决。

（3）手术科室人力构成特殊性：医疗行业手术科室临床医师有不同于别的行业显著的特点，如培养周期长、风险高、难度大、责任重等，这些使得医疗行业特殊的人力机构，大部分都属于知识密集型员工。这就要求医院绩效考核要侧重体现医疗行业人力构成的特殊性，在考核指标的设置和权重上体现临床一线人员的技术价值，侧重向临床一线医师倾斜，保证医院差异化薪资水平。但是，GH 医院没有注意到这部分知识型员工在个人职业生涯发展、临床处理能力提高与其他员工的不同，采用统一的标准，都从薪酬福利方面来设立员工的激励措施，没有从非经济待遇激励员工，导致 GH 医院绩效考核评价针对性不强，激励措施有待加强。

（4）绩效宣传力度不足，缺乏互动：GH 医院在设计和实施手术科室绩效考试体系过程中，对相关科室员工的绩效宣传力度不足，缺乏互动，出现双方信息不对称。同时由于手术科室员工为卫生专业技术人员，对医院绩效考核认识有限，而绩效考核设计每个员工切身利益，由于认识的局限性和偏差导致与指标设计初期设想存在偏差，如果不进行有效沟通，往往导致偏差越来越大，失去绩效评价原本的目的和意义，造成医院不能稳步健康发展。

五、基于平衡计分卡构建 GH 医院手术科室绩效评价指标体系

（一）手术科室绩效评价指标体系设置原则及前期准备工作

根据 GH 医院手术科室绩效管理现状、存在的问题以及新医改形势下，对公立医院绩效管理与评价的要求，结合 GH 医院实际情况，确定该院手术科室绩效评价指标体系设置原则，同时做好前期各项准备工作。

1. 绩效评价指标体系设置原则

（1）合规性原则：GH 医院科室绩效评价指标设置必须在符合国家有关法律法规的前提下进行如医疗行业的“九不准”“九项准则”等，在有关法律法规的指导下，医院可根据自身业务发展的特点，制定符合医院自身实际情况的绩效评价指标体系。

（2）坚持多劳多得，优绩优酬原则：按照国家有关深化医疗改革的政策以及对公立医院薪酬改革的要求，建立以岗位业绩、医疗服务质量、学科发展水平、科研能力、患者满意度、医联体扶助效果等多层次、多维度的绩效评价体系，在绩效评价指标设置上，坚持按劳分配，优绩优酬，多劳多得，重点向在临床一线医、教、研各项工作中成绩突出的科室及人员倾斜。

（3）关注成本效益原则：对公立医院科室绩效评价最重要的关注点，在于是否有效提升工作效率和产生经济效益，以适应医院战略目标的实现，在开展绩效评价实践中，要关注成本效益的原则，促使各专科在医院年度目标内，运用科学合理的管理方法，在提升各方面业绩的同时，降低运营成本，在进行绩效评价中，也要防止出现重复劳务、流程繁琐等情况，在开展绩效评价实践中，简化工作流程，提高工作效率。

（4）平稳过渡原则：GH 医院原有的绩效评价方案已实施了近十年，虽然每年均有小的调整，但医院管理层、各专科及医务人员等已接受和固化了原先的评价方法，及其相关的组织和管理行为方式，医院绩效评价方案的改革应以平衡过渡为原则，循序渐进和开展新的评价方法。新医改形势下，医院内部以手术为主的科室是医院技术强院的主要力量，因此，手术科室的绩效评价体系显得更加重要。

（5）确保临床一线平稳增长原则：根据医改下相关政策的要求，公立医院应采取有效措施，规范医院运行机制，实行以学科建设和发展、工作绩效和医疗服务质量效果为主绩效评价制度，充分有效地激励医务人员的积极性，确保医疗队伍的稳定性，为全面实施医改相关政策而不懈努力。

（6）可推广操作原则：对于手术科室绩效评价指标体系来说，具备可推广的实际操作性是最基本的前提条件，基于平衡计分卡下的新绩效评价体系只有在医院绩效管理实践中具备可推广的操作性，才能使得各项评价工作落到实处，也只有这样，才能被医务人员所认同。

（7）适宜分类原则：公立医院绩效评价指标体系设置应根据院内各专科的性质和特点而制定，而不是一成不变地实行一套指标和方法，在总体原则和总体思路不变的前提下，因地制宜，根据医院内部各专科面临的内部和外部环境的不断变化进行修正，从不同的侧重点进行评价，从而提高评价指标的适应性。

2．绩效评价指标体系设置前期准备工作

（1）医院领导层重视、支持和参与：为了确保医院绩效评价体系的顺利落地，医院院长等领导班子的重视、支持和参与是绩效评价体系成功实施的强有力保证。因此，应向医院管理层植入平衡计分卡的知识和运用于医院绩效管理的成功案例，以及落实到医院绩效评价实践中的各项要求，医院管理层全程参与绩效评价体系从设置、试行到落地、不断修正和总结，有利于确保绩效评价各项工作有力落地的同时，也让医院管理层深刻了解医院经济管理的各个边角，有利于医院整体管理水平的提升。

（2）成立GH医院绩效评价工作小组：为了更好地做好和推进医院绩效评价各项工作，成立医院绩效评价工作小组，由院长担任组长，党委书记和主管院长或总会计师担任副组长，财务、医务、人事、信息、病案、护理、审计、大内科、大外科、妇产科、口腔科等职能部门和专科负责人为小组成员。

（3）组织专题培训，植入平衡计分卡下医院绩效评价体系的理论和实例介绍：医院在前期准备工作中，为了转变医务人员对于绩效评价体系的认识，邀请国内外有名的专家学者，组织专题培训，侧重对基于平衡计分卡下的医院绩效评价体系进行宣讲，特别是国内外运用平衡计分卡进行绩效管理的先进经验，使全院医务人员深刻了解相关理论及实例的同时，以更加积极性的态度参与医院绩效评价各项工作，从而使得医院绩效评价各项工作顺利推进。

同时，根据医院战略目标，结合平衡计分卡理论，制定GH医院战略地图，方便医院管理层、中层管理人员及员工更好地理解绩效评价与实现医院战略目标的关联性。GH医院战略地图见附录图1-3。

（4）组织对现行绩效评价体系的调查问卷：由医院绩效评价工作小组，启动与现行GH医院绩效评价相关的问卷调查，广泛、多方位、多层次地征求GH医院各专科工作人员建议以及意见，了解全院工作人员特别是临床一线医务人员的诉求和意见，对反映的现行绩效评价体系存在的问题进行汇总，并提交绩效小组讨论，同时

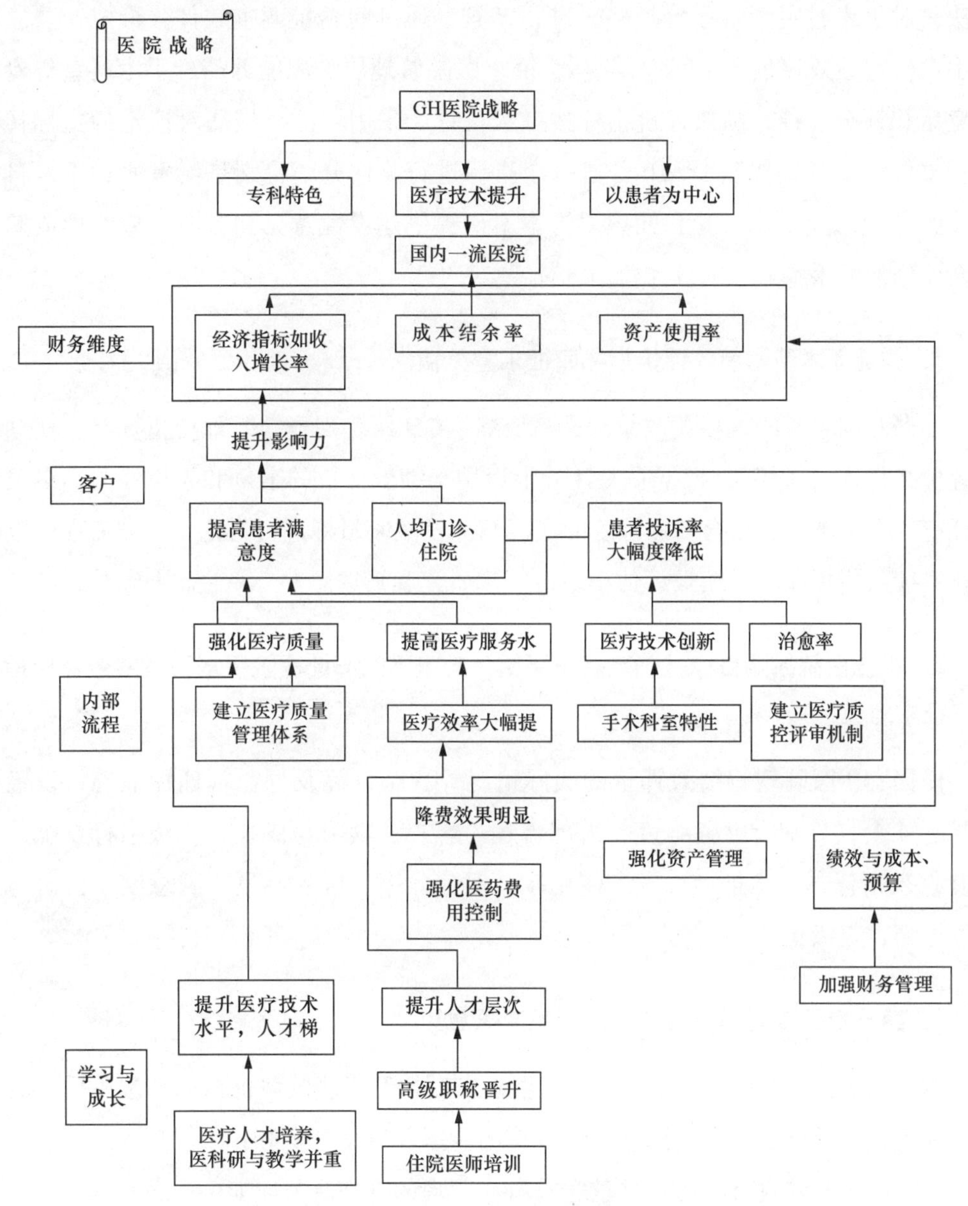

附录图 1-3 GH 医院战略地图

制定相关的措施，为实施基于平衡计分卡的绩效评价体系做好准备。

（二）基于平衡计分卡的手术科室绩效评价指标体系

根据前期调查问卷征集到的意见和建议，结合 GH 医院现行绩效评价存在的问题，对该院手术科室绩效评价指标进行改进，并形成调查问卷，采取德尔斐专家咨询法，对手术科室绩效评价指标表进行调查，通过问卷星调查软件，形成《公立医院手术科室绩效评价体系问卷调查》，征求医院管理层、职能部门、手术科室等专家的意见和评分选择，绩效评价指标按三级设置，采用层次考核法对拟定的指标初稿进行重要性测评，按照1～10分对每个指标进行测评分，特别是侧重通过手术科室专家的专业医疗工作经验和知识，为本案例提供建设性意见和参考，最终形成基于平衡计分卡的手术科室绩效评价指标体系。

1. 构建手术科室绩效评价指标库征求意见稿

首先对国家及医改相关政策、文献资料、GH医院现行绩效评价指标等，建立绩效评价指标库（一稿），根据平衡计分卡运用于绩效评价的案例和先进经验，以及医院评审相关标准等，结合GH医院的实际情况及战略目标进行讨论，建立GH医院手术科室绩效指标库，供绩效评估小组进一步研究和筛选。

2. 根据医院战略目标，确定基于平衡计分卡下的GH医院手术科室绩效评价指标表（征求意见稿）

根据GH医院现行绩效评价的实际情况、战略目标及行业管理标准等，设置一级指标4个，分别有财务维度、内部流程、客户、学习与成长，二级指标9个，分别有收入指标、成本指标、资产使用率、医疗效率、医疗质量、满意度、科研与教学等方面，三级指标48个。

3. 第一次征求管理部门和手术科室专家意见

GH医院手术科室绩效评价指标框架确定后，形成绩效评价指标初选表后，进行首轮专家咨询及征求意见，选择首轮咨询的专家及科室主要有：

（1）从事医院管理、医疗、教学及科研管理的管理层及职能部门负责人。

（2）具备丰富手术科室医疗管理经验的专科主任及部分正高级职称人员，如胃肠、肝脏、骨外、心胸等外科系统，以及妇产科、心内科、眼科、口腔科、整形美容科等，对GH医院手术科室绩效评价指标进行评估和征求意见。

为了提高工作效率，（第一次专家咨询）运用问卷星软件编制成电子问卷方式，定向发给抽取的首轮咨询科室及专家，共定向发出40份，收回40份，问卷回收率达100%，统计得知，一级指标和二级指标所有专家均表示无异议，三级指标方面，各位参与的专家根据自身的管理经验及工作实际，提出修改意见和建议。

经第一次征求后汇总而成的临床及管理专家相关意见及建议，结合 GH 医院绩效管理实际，综合考虑并调整后形成 GH 医院手术科室三级绩效评价指标一级 4 个，二级 10 个，三级 29 个。详见附录表 1-2。

附录表 1-2　GH 医院手术科室三级绩效评价指标表

一级指标	二级指标	三级指标
财务维度	经济指标	收入增长率
		药品收入占医疗收入比重
		百元医疗收入（不含药品收入）消耗的卫生材料费用（元）
	成本指标	人员经费占总支出比例
		成本结余率
	资产使用率	固定资产使用率
内部流程	医疗效率	每医师人均门诊量
		每医师人均出院患者数
		病床周转次数
		预约诊疗率
	医疗质量	病案书写质量
		处方合格率
		抗菌药物使用率及使用强度
		护理合格率
		医疗事故发生率
	手术科室个性化指标	每医师人均手术例数
		三、四级手术占比
		无菌手术 1 类切口甲级愈合率
		手术操作规范性
		日间手术占比
客户	满意度	患者满意度调查评分
		患者投诉率
	患者负担	每门急诊人次费用
		住院患者平均住院费用

续表

一级指标	二级指标	三级指标
学习与成长	科研与教学方面	是否入选国家级、省级临床重点专科
		获得国家级、省级自然科学基金项目数量
		人均 SCI、核心期刊论文数
	人才培养	职称晋升人员占比
		住院医师招收任务总体完成率

4．第二次专家咨询及评价指标权重测算

完成绩效评价指标表后，进行第二次的临床及管理专家咨询，进一步对指标设置合理性、适用性、可操作性进行反馈，同时按照重要性原则，对三级指标进行评分设置。

第二次临床及管理专家咨询利用相对重要性等级使指标定量化，按照三级指标的层次，用 1～10 的数字标示，对一级指标、二级指标、三级指标运用层级分析法进行比较，根据重要性做出判断，测算一级、二级和三级指标的权重系数。

5．确定 GH 医院手术科室绩效评价指标体系

经过两轮的专家咨询，在对一级指标、二级指标和三级指标权重和分值确定后，GH 医院手术科室绩效评价指标体系得以建立，见附录表 1-3。

附录表 1-3　GH 医院手术科室绩效评价评分表

一级指标	二级指标	三级指标	评分标准
财务维度（15%）	经济指标（50%）	收入增长率（10 分）	超过医院平均增长率得满分，每降低 3% 扣 1 分
		药品收入占医疗收入比重（20 分）	较去年同期持平得 15 分，每下降 1% 加 1 分，每增长 1% 扣 1 分
		百元医疗收入（不含药品收入）消耗的卫生材料费用（元）（20 分）	较去年同期持平得 15 分，每下降 1% 加 1 分，每增长 1% 扣 1 分
	成本指标（40%）	人员经费占总支出比例（20 分）	较去年同期持平得 15 分，每增长 1% 加 1 分，每下降 1% 扣 1 分
		成本结余率（20 分）	与去年相比，持平得 15 分，增长 1% 得 2 分，下降 1% 扣 1 分
	资产使用率（10%）	固定资产使用率（10 分）	按设备部门设备效益分析结果，使用率 95% 以上得满分，每下降 2% 扣 1 分

续表

一级指标	二级指标	三级指标	评分标准
内部流程（50%）	医疗效率（30%）	每医师人均门诊量（10 分）	与去年相比，持平得 7 分，每增长 1% 加 1 分，下降 1% 扣 1 分
		每医师人均出院患者数（10 分）	与去年相比，持平得 7 分，每增长 1% 加 1 分，下降 1% 扣 1 分
		病床周转次数（5 分）	与去年相比，持平得 3 分，每增长 1% 加 1 分，下降 1% 扣 1 分
		预约诊疗率（5 分）	与去年相比，持平得 3 分，每增长 1% 加 1 分，下降 1% 扣 1 分
	医疗质量（30%）	病案书写质量（5 分）	无质控记录得满分，出现一项扣 0.5 分
		处方合格率（5 分）	无质控记录得满分，出现一项扣 0.5 分
		抗菌药物使用率及使用强度（5 分）	根据药剂部门考评得分
		护理合格率（5 分）	根据护理部考核得扣分
		医疗事故发生率（10 分）	出现医疗事故得 0 分
	手术科室个性化指标（40%）	每医师人均手术例数（5 分）	与去年相比，持平得 3 分，每增长 1% 加 1 分，下降 1% 扣 1 分
		三、四级手术占比（15 分）	比去年同期持平得 12 分，每增长 1% 加 1 分，每下降 1% 扣 3 分
		无菌手术 1 类切口甲级愈合率（5 分）	与去年相比，持平得 3 分，每增长 1% 加 1 分，下降 1% 扣 1 分
		手术操作规范性（5 分）	质控出现一次扣 1.5 分
		日间手术占比（10 分）	比去年同期持平得 8 分，每增长 1% 加 1 分，每下降 1% 扣 1 分
客户（20%）	满意度（50%）	患者满意度调查评分（25 分）	98% 以上 25 分；90%～98%，20 分；85%～90%，15 分；80%～85%，10 分；80% 以下 5 分
		患者投诉率（25 分）	无投诉得满分，投诉一次扣 5 分，扣完为止
	患者负担（50%）	每门急诊人次费用（20 分）	比去年同期持平得 14 分，每增长 1% 扣 2 分，每下降 1% 加 3 分
		住院患者平均住院费用（30 分）	比去年同期持平得 20 分，每增长 1% 扣 2 分，每下降 1% 加 5 分
学习与成长（15%）	科研与教学方面（70%）	是否入选国家级、省级临床重点专科（40 分）	加分项，入选国家级满分，省级 15 分

续表

一级指标	二级指标	三级指标	评分标准
学习与成长（15%）	科研与教学方面（70%）	获得国家级、省级自然科学基金项目数量（20分）	获重点或重大项目或973或863项目或经费1000万以上纵向项目（主持、总负责人、首席科学家）（校级项目除外）得满分；获国家和省自然科学基金数每递增1项目得5分；下降1项扣5分
		人均SCI、核心期刊论文数（10分）	每增加1项得5分，减少1项扣5分
	人才培养（30%）	职称晋升人员占比（15分）	与去年同期持平得10分，每增长1%加1分，每减少1%扣1分
		住院医师招收任务总体完成率（15分）	加分项：完成率为100%得3分，每降5%扣1分

6．GH医院手术科室绩效评价结果设计

GH医院成立绩效工作小组，负责医院科室绩效管理及评价相关工作，组织召集涵盖临床一线、院感、质控、科研、教学、管理、经济及监察等部门，依据设置好的考评级次对该院手术科室绩效评价最终结果进行评分，考评结果分为四个级次，分别有：优秀、良好、合格、较差，并与绩效发放比例进行对应。如附录表1-4所示。

附录表1-4 GH医院手术科室绩效评价结果及评级对应表

评级	分数区间	绩效发放比例	评级	分数区间	绩效发放比例
卓越	95分以上（含95分）	115%	合格	70～79分	80%
优秀	90～95分	105%	较差	70分以下（不含70分）	70%
良好	80～89分	90%			

（三）构建平衡计分卡下手术科室绩效评价信息系统

随着大数据时代的到来，以及GH医院医疗数据量的快速发展，另一方面，信息技术成为医院管理工具的作用，显得特别重要，在以现代信息技术及大数据时代的背景下，平衡计分卡理念期望在医院绩效管理运用中发挥最大作用，能够得到医院各个信息系统有力支持显得更加重要。GH医院基于平衡计分下手术科室绩效评价指标三级指标共有29个，在进行评价时，医院内部各项管理系统的支持力度显得特别重要，提升信息系统的数据自动提取，可以减轻人工工作量，提高工作效率，确

保绩效评价工作按时按质完成。

为了确保本文绩效评价体系的有效实施，GH 医院只有利用现代化科技手段，对 GH 医院内部各部门、各专科的人、财、物数据，以及医、教、研等医院大数据进行系统对接、数据分析和数据运用管理，特别是确保绩效管理系统与 HIS、HRP、教学科研等系统的数据对接，为 GH 医院手术科室绩效评价体系提供数据来源、数据决策及支持等。

通过构建 GH 医院绩效管理系统及综合数据提取系统，一方面，有力提升 GH 医院绩效管理水平及工作效率，另一方面，进一步促使 GH 医院整体管理水平有效提升，从职能管理转变为流程管理，另一方面，提高 GH 医院信息化水平。

GH 医院 HRP 功能结构图（附录图 1-4）和 GH 医院 HRP 概括图（附录图 1-5）列示如下：

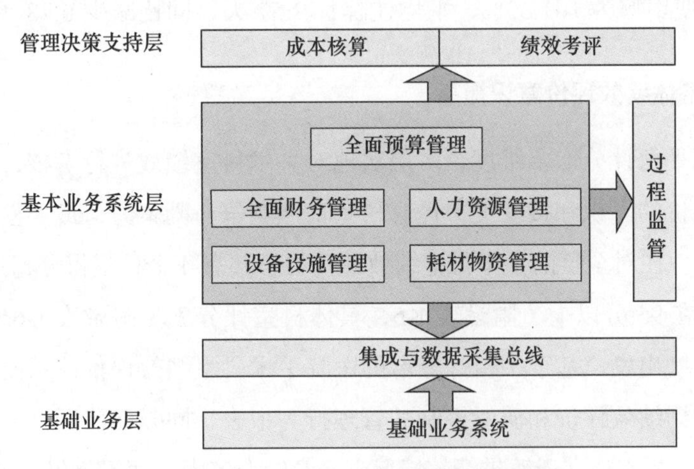

附录图 1-4　GH 医院 HRP 信息系统功能结构图

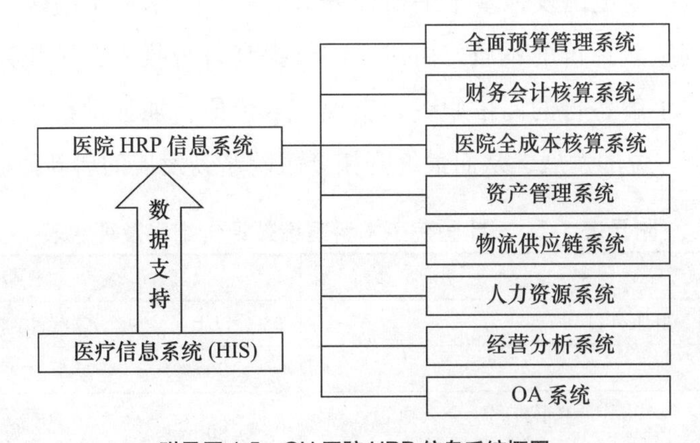

附录图 1-5　GH 医院 HRP 信息系统概图

六、基于平衡计分卡的GH医院手术科室绩效评价体系运行成效

（一）手术科室绩效评价体系运行成效

随着GH医院采用手术科室绩效评价体系以来，对医院医疗工作的稳定运行，医院管理能力的提升，取得了较好的成效。平衡记分卡医院手术科室绩效评价体系充分发挥了对医院手术科室医务人员的激励推动作用，成为医院其他科室的标杆。

1. 医疗业务指标大幅度提升

门诊量、手术量大幅上升：日门诊量最高突破10,000人次。全年手术科室医疗收入达到12,305万元，同比增长15.68%；三四级手术5786台次，同比增长5.09%；床位使用率为101.33%、平均住院日9.57天，同比减少0.78天。

2. 科室整体绩效评价意识提高

由于采用平衡计分卡多维度、多层次地对手术科室绩效进行考核，手术科室整体提高了绩效评价的意识和接受度，提高科室良性竞争与凝聚力，最大程度利于考核最终目标的达成。在对全年的手术科室绩效评价中，共有4个科室得分超过90分，其中3个科室得分在95分以上（附录表1-5，具体科室评分表见附录表1-6～附录表1-9）。从管理者的角度出发，基于平衡计分卡的医院手术科室绩效评价体系使各级、各科室管理者都参与到绩效评价和质量控制的管理行为中去，同时促使所有参与绩效的人员意识到绩效考评的本质在于改进绩效情况，提高综合实力，而不仅仅在于分配奖金。

从医护人员的角度出发，基于平衡计分卡的医院手术科室绩效评价体系让基层医护人员了解到绩效评价的本质，由过去的仅提高自身收入，转变为参与到医院的综合发展活动，了解各自的岗位职责，实现自身价值，加强学科建设，提高科研实力等多维度、全方位的发展，从而最终开拓全医院蓬勃发展的崭新面貌。

附录表1-5 GH医院手术科室绩效评价结果及评级表

科室	分数区间	评级	绩效发放比例
骨外科、泌尿外科、肝脏外科	95分以上（含95分）	卓越	115%
胃肠外科	90～95分	优秀	105%
胸外科、神经外科、口腔科、整形外科、介入血管外科、妇产科、耳鼻喉科、眼科	80～89分	良好	90%

3. 完善各项医疗规章制度

手术科室在医院质量管理委员会的领导下，成立了科室质量管理领导小组，从而形成了医院医疗质量管理的三级管理体系，规范管理，制度先行，将所有绩效考评的内容、形式、流程都限定在制度的大框架里。

4. 不断开拓学科建设与科学研究齐头并进的新局面

加强重点学科建设，GH 医院肝脏外科、骨外科、泌尿外科全年医疗业务收入破亿元。医院着力打造高水平科研基地和优质学术平台。引进国家“千人计划引进人才”“百人计划引进人才”多人；国家药物临床试验资格认定专业 9 个；主办和承办多家国家级杂志，均被收录为中国科技核心期刊。我院获得各级科研项目 1200 余项。与多个国家进行了定期或不定期的学术交流，与国外专业医疗研究机构进行深入合作；牵头成立医联体，实现以手术科室为优势的区域性医疗行业领头羊，提高医疗市场占有率，获得群众的良好口碑，从而提升 GH 医院的社会地位。

（二）手术科室绩效评价体系运行过程中存在的问题

GH 医院虽然在推行基于平衡计分卡的手术科室绩效评价体系中取得了一定的成效，但公立医院作为公益性医疗行业的主要构成部分，具有鲜明的行业特点和特殊性，手术科室作为 GH 医院的重要发展领域，对其形成一个系统高效的绩效评价体系，还需要通过不断检验、探索，经过一个相对较长的实施周期，才能逐步提高医院的管理水平。

现将存在的主要问题列示如下：

1. 急需进一步加强科室间的沟通交流

在绩效考评管理中，考评人员需要与科室各级人员持续不断地沟通和反馈，运行初期，部分手术科室医护人员对基于平衡计分卡的手术科室绩效评价体系不太熟悉，认为绩效管理就是绩效考核，会影响自身奖金水平，另外医护人员的日常医疗活动工作量大，实行绩效管理会加重工作负担，因此从心理上不支持和认可改革，并且需要一段时间适应新评价体系的实施。一直以来，医院的绩效评价以数据指标分析为主体，绩效考评人员与临床一线医护人员参与沟通的机会较少。因此，当基于平衡计分卡的评价体系实施之后，双方的协调沟通经验、能力薄弱的劣势就凸现出来。

2．医院信息化水平有待进一步提高

建立实施基于平衡计分卡的手术科室绩效评价体系，会涉及到大量的指标设置和数据分析，从信息术支持层面，需要具备以下条件：良好的医院信息基础设施建设，包含软件、硬件两个方面；较高的医院信息管理水平；专业的信息技术人员。目前我国公立医院在信息建设和信息交流方面还不够完善，未来进一步提高医院信息化水平，为评价体系的顺利高效运行至关重要。

3．测评中的偏差有待进一步缩小

平衡计分卡绩效考评体系与传统的绩效考核最大的不同点在于其设置了多维度的指标，包括数据型（定量）和描述型（定性），对于定性指标，不同的考评人员由于自身的认知水平、与科室的沟通情况等因素，都可能造成评价偏差。这种偏差会影响绩效评价工具的有效性，为了使考评体系公正高效，有必要进一步缩小或者尽量消除偏差。

4．时效性有待进一步加快

针对手术科室建立新型的绩效考评体系，需要各级人员的协调和方案宣传，在时效上可能会相对滞后，并且由于考评指标的设置较细，涉及面广，技术支持不到位，人员配备不足等也在一定程度上影响了评价体系的时效性。

（三）手术科室绩效评价体系实施建议

1．保证手术科室绩效评价体系的完整性

绩效评价体系是一个自上而下，由点到面的综合体，保证综合体的完整性至关重要。绩效管理涵盖了计划、组织、领导、协调、控制等组织管理的基本职能。建立高效的评价体系必须以提高患者满意度为最终目标，通过指标分析的基础工作，优化工作流程，建立稳定高效协调的组织关系。

2. 加强绩效评价体系考评的软硬件配备

软件方面应加强绩效评价体系考评人员的专业培训，针对不同级别、不同岗位的考评人员，分别培训不同的知识和方法。平衡计分卡的使用越来越广泛，针对平衡计分卡的辅导和培训应深入浅出，强调基础知识和操作技能的相辅相成，提高绩效体系实施之后考评的有效性。硬件方面应加强医院信息化建设，改善医院基础设施；配备更加专业的信息技术人员；提高医院信息管理和稳定运行的水平。保证医院在基于平衡计分卡的绩效评价体系顺利运行。

3. 提高沟通的能力与有效性

沟通的方式方法因人而异，因工作性质而异，考评人员和医务人员分工协作，最终目的都是一致的，也就是促进医院管理的改善，提高运营水平。沟通并非单次的独立存在，这种共同参与和绩效伙伴关系在绩效实施阶段的沟通形式应是持续的、有条不紊的、长期的、常态化的。

七、结论

（一）结论

（1）“外科强，则医院强”，重视医院以手术为主的外科各专科科室绩效评价，在国家对公立医院绩效考核和医院绩效管理中显得非常重要，根据公立医院发展特点以及国家医改各项政策的落实，本案例的重点在于将平衡计分卡理论融入医院以科室为单位的科室绩效评价中，将平衡计分卡、医院战略和绩效评价结合，形成合力，充分发挥了对医院手术科室医务人员的激励推动作用，成为医院其他科室的标杆，较好地推进医院战略目标的实现。

（2）本案例在GH医院手术科室绩效评价指标体系研究中，运用平衡计分卡理论、战略地图以及关键绩效指标法等管理工具，对医院相关绩效评价指标进行改进和完善。

从财务维度、客户、内部流程、学习与成长四个不同维度，结合GH医院管理实际，多次征求临床和管理专家意见和建议，从而提高GH医院手术科室绩效评价相关指标的适用性、合理性和可操作性。

（二）对我国公立医院绩效评价体系的建立具有一定的参考价值

目前，我国公立医院正处于国家实施综合医改的热潮中，随着医改各项政策的落实，对医院经济管理、发展战略以及内部绩效评价等提出更高的要求。本案例对公立医院手术科室绩效评体系的研究结果，对于正在强化绩效管理的公立医院或民营医院有一定的参考意义。

附录表 1-6 GH 医院手术科室绩效评价指标评分情况表

一级指标	二级指标	三级指标	骨外科	泌尿外科	肝脏外科
财务维度（15%）	经济指标（50%）	收入增长率（10 分）	1.50	1.50	1.5
		药品收入占医疗收入比重（20 分）	3.00	3.00	3
		百元医疗收入（不含药品收入）消耗的卫生材料费用（元）（20 分）	3.00	3.00	3
	成本指标（40%）	人员经费占总支出比例（20 分）	3.00	3.00	3
		成本结余率（20 分）	3.00	3.00	3
	资产使用率（10%）	固定资产使用率（10 分）	1.35	1.20	1.35
内部流程（50%）	医疗效率（30%）	每医师人均门诊量（10 分）	5	5	4
		每医师人均出院患者数（10 分）	5	5	5
		病床周转次数（5 分）	2.5	2.5	2.5
		预约诊疗率（5 分）	2	2.5	1.5
	医疗质量（30%）	病案书写质量（5 分）	2.5	2.5	2.5
		处方合格率（5 分）	2.5	2.5	2.5
		抗菌药物使用率及使用强度（5 分）	2.5	2.5	2.5
		护理合格率（5 分）	2.5	2.5	2.5
		医疗事故发生率（10 分）	5	5	5
	手术科室个性化指标（40%）	每医师人均手术例数（5 分）	2	2	2
		三、四级手术占比（15 分）	7.5	6	7.5
		无菌手术 1 类切口甲级愈合率（5 分）	2.5	2.5	2.5
		手术操作规范性（5 分）	2.5	2.5	2.5
		日间手术占比（10 分）	4.5	5	4
客户（20%）	满意度（50%）	患者满意度调查评分（25 分）	4.6	4	5
		患者投诉率（25 分）	4.2	5	5
	患者负担（50%）	每门急诊人次费用（20 分）	3.6	3.6	3.6
		住院患者平均住院费用（30 分）	5.6	5.6	5.6

续表

一级指标	二级指标	三级指标	骨外科	泌尿外科	肝脏外科
学习与成长（15%）	科研与教学方面（70%）	是否入选国家级、省级临床重点专科（40 分）	6	6	6
		获得国家级、省级自然科学基金项目数量（20 分）	3	3	3
		人均 SCI、核心期刊论文数（10 分）	1.5	1.5	1.5
	人才培养（30%）	职称晋升人员占比（15 分）	2.25	2.25	2.25
		住院医师招收任务总体完成率（15 分）	2.25	2.25	2.25
合计			96.35	95.90	95.55

附录表 1-7　GH 医院手术科室绩效评价指标评分情况表

一级指标	二级指标	三级指标	胃肠外科	胸外科	神经外科
财务维度（15%）	经济指标（50%）	收入增长率（10 分）	1.5	1.5	1.5
		药品收入占医疗收入比重（20 分）	2.55	3	3
		百元医疗收入（不含药品收入）消耗的卫生材料费用（元）(20 分）	3	2.7	1.95
	成本指标（40%）	人员经费占总支出比例（20 分）	3	2.55	2.7
		成本结余率（20 分）	3	2.7	2.55
	资产使用率（10%）	固定资产使用率（10 分）	1.35	1.5	1.2
内部流程（50%）	医疗效率（30%）	每医师人均门诊量（10 分）	4	5	4
		每医师人均出院患者数（10 分）	5	5	4
		病床周转次数（5 分）	2.5	2	2.5
		预约诊疗率（5 分）	1.5	2.5	2.5
	医疗质量（30%）	病案书写质量（5 分）	2.5	2	2.25
		处方合格率（5 分）	2.5	2	2
		抗菌药物使用率及使用强度（5 分）	2.5	2	2.5
		护理合格率（5 分）	2.5	2.5	2.5
		医疗事故发生率（10 分）	5	5	5
	手术科室个性化指标（40%）	每医师人均手术例数（5 分）	2	2	2.5
		三、四级手术占比（15 分）	6	7	7
		无菌手术 1 类切口甲级愈合率（5 分）	2.5	2.5	2.5
		手术操作规范性（5 分）	2.5	2.5	2.5
		日间手术占比（10 分）	4	4	5

续表

一级指标	二级指标	三级指标	胃肠外科	胸外科	神经外科
客户（20%）	满意度（50%）	患者满意度调查评分（25分）	4	5	5
		患者投诉率（25分）	4.6	5	4
	患者负担（50%）	每门急诊人次费用（20分）	3.6	3.4	2.4
		住院患者平均住院费用（30分）	5.6	4.8	3.2
学习与成长（15%）	科研与教学方面（70%）	是否入选国家级、省级临床重点专科（40分）	6	2.25	6
		获得国家级、省级自然科学基金项目数量（20分）	3	3	3
		人均SCI、核心期刊论文数（10分）	1.5	1.5	1.5
	人才培养（30%）	职称晋升人员占比（15分）	2.25	2.1	1.65
		住院医师招收任务总体完成率（15分）	2.25	2.25	2.25
合计			92.20	89.25	88.65

附录表 1-8　GH 医院手术科室绩效评价指标评分情况表

一级指标	二级指标	三级指标	口腔科	整形外科	介入血管外科
财务维度（15%）	经济指标（50%）	收入增长率（10分）	1.5	1.2	1.5
		药品收入占医疗收入比重（20分）	2.55	3	3
		百元医疗收入（不含药品收入）消耗的卫生材料费用（元）（20分）	3	3	1.65
	成本指标（40%）	人员经费占总支出比例（20分）	3	2.7	2.7
		成本结余率（20分）	2.7	2.7	2.7
	资产使用率（10%）	固定资产使用率（10分）	1.2	0.9	1.5
内部流程（50%）	医疗效率（30%）	每医师人均门诊量（10分）	5	4	4
		每医师人均出院患者数（10分）	5	3.5	4.5
		病床周转次数（5分）	2	2.5	2.5
		预约诊疗率（5分）	2.5	2.5	2.5
	医疗质量（30%）	病案书写质量（5分）	2.25	2	2.5
		处方合格率（5分）	2.5	2.5	2.5
		抗菌药物使用率及使用强度（5分）	2.5	2.5	2.5
		护理合格率（5分）	2.5	2	2
		医疗事故发生率（10分）	5	5	5
	手术科室个性化指标（40%）	每医师人均手术例数（5分）	2.5	2	2.5
		三、四级手术占比（15分）	4.5	4.5	6.5
		无菌手术1类切口甲级愈合率（5分）	2	2.5	2.5
		手术操作规范性（5分）	1.75	2.5	2.5
		日间手术占比（10分）	5	5	4.5

续表

一级指标	二级指标	三级指标	口腔科	整形外科	介入血管外科
客户（20%）	满意度（50%）	患者满意度调查评分（25分）	5	4	5
		患者投诉率（25分）	4.6	4.2	5
	患者负担（50%）	每门急诊人次费用（20分）	3.6	3.6	2.4
		住院患者平均住院费用（30分）	5.6	5.6	3.6
学习与成长（15%）	科研与教学方面（70%）	是否入选国家级、省级临床重点专科（40分）	2.25	4.5	2.25
		获得国家级、省级自然科学基金项目数量（20分）	1.5	2.25	3
		人均SCI、核心期刊论文数（10分）	1.35	0.9	1.5
	人才培养（30%）	职称晋升人员占比（15分）	2.25	2.25	1.5
		住院医师招收任务总体完成率（15分）	2.25	2.25	2.25
合计			87.35	86.05	86.05

附录表1-9　GH医院手术科室绩效评价指标评分情况表

一级指标	二级指标	三级指标	妇产科	耳鼻喉科	眼科
财务维度（15%）	经济指标（50%）	收入增长率（10分）	1.50	1.35	1.5
		药品收入占医疗收入比重（20分）	2.55	3.00	3
		百元医疗收入（不含药品收入）消耗的卫生材料费用（元）（20分）	3.00	2.55	3
	成本指标（40%）	人员经费占总支出比例（20分）	3.00	2.70	2.7
		成本结余率（20分）	2.10	2.40	2.4
	资产使用率（10%）	固定资产使用率（10分）	1.20	1.20	1.05
内部流程（50%）	医疗效率（30%）	每医师人均门诊量（10分）	5	5	5
		每医师人均出院患者数（10分）	5	3.5	5
		病床周转次数（5分）	2	2	1.5
		预约诊疗率（5分）	2.5	1.5	2
	医疗质量（30%）	病案书写质量（5分）	2.25	2.25	2.25
		处方合格率（5分）	2	1.5	2
		抗菌药物使用率及使用强度（5分）	2	2	2
		护理合格率（5分）	2	2	2
		医疗事故发生率（10分）	5	5	5
	手术科室个性化指标（40%）	每医师人均手术例数（5分）	2.5	2.5	2.5
		三、四级手术占比（15分）	4.5	6	3
		无菌手术1类切口甲级愈合率（5分）	2	2	2
		手术操作规范性（5分）	1.75	1.75	1.75
		日间手术占比（10分）	5	5	5

续表

一级指标	二级指标	三级指标	妇产科	耳鼻喉科	眼科
客户（20%）	满意度（50%）	患者满意度调查评分（25 分）	5	4	5
		患者投诉率（25 分）	4.6	5	5
	患者负担（50%）	每门急诊人次费用（20 分）	3.6	3.4	4
		住院患者平均住院费用（30 分）	5.6	5	5.6
学习与成长（15%）	科研与教学方面（70%）	是否入选国家级、省级临床重点专科（40 分）	2.25	2.25	0
		获得国家级、省级自然科学基金项目数量（20 分）	2.25	2.25	2.25
		人均 SCI、核心期刊论文数（10 分）	0.9	1.5	1.35
	人才培养（30%）	职称晋升人员占比（15 分）	2.25	2.25	1.8
		住院医师招收任务总体完成率（15 分）	2.1	2.25	2.25
合计			85.40	83.10	81.90

附录2　重庆市某医院的绩效考核分配体系

重庆市某医院成立于1941年，是国家三级甲等综合医院，重庆医科大学非直管附属医院，成都中医药大学非直属附属医院，国家住院医师规范化培训基地，重庆市全科医师规范化培训基地，重庆市护士规范化培训基地，华佗工程区级示范基地，国家级胸痛中心（标准版），国家高级卒中中心，全区医、教、研中心。

医院占地面积285亩，建筑面积20万㎡，设科室66个，编制床位1200张。现有在岗职工1465人，硕士、博士研究生166人，高级职称155人。2020年，完成总诊疗77万人次，出院5.21万人次，手术2.23万台次。

通过持续完善三级甲等医院建设，医院在管理水平、人才队伍、医教研、基础建设、群众就医体验等诸多方面取得了显著成绩，综合服务能力和周边辐射能力全面提升。现有市区域医学重点学科4个、市级临床重点专科10个、市级医疗特色专科4个、区级重点专科31个；获批科研项目298项，发表医学论文1174篇，SCI论文23篇，体外循环心脏瓣膜置换术等微创手术处于重庆区县医院先进行列；率先引进华佗工程、韩德民院士工作室成为全国区县医院标杆。医院先后荣获全国卫生计生系统先进集体、全国文明单位、全国最佳百姓放心示范医院、重庆市先进基层党组织、重庆市抗击新冠肺炎疫情先进集体等国家及市级荣誉70余项。

医院于2018年系统开展了医院人力资源管理中的组织架构体系设计、定岗定编、科室经营绩效评价、绩效工资及考核体系设计等工作。为积极探索建立适应当前医疗行业特点的公立医院薪酬制度、深化国家医改政策、落实三级公立医院绩效考核、创新精细化运营成本管控、调动医务人员积极性等方面奠定了坚实基础。

一、医院绩效工资薪酬体系设计的总思路

（1）坚持公立医院的公益性。适应公立医院综合改革要求，建立以价值取向、社会效益、患者满意度、职工满意度等为导向的考核制度，规范医务人员收入分配秩序，强化公立医院公益性。

（2）深化编制人事制度改革。对全院现有岗位和人员配置情况进行全面梳理，按照相应原则与标准实施定岗定编，对人员配置总量进行规划，并根据工作量、技术开展情况和工作任务的变化建立动态调整机制。

（3）做好人工成本总额预算和绩效工资额度预算。明确规定绩效工资的增长幅度不超过医院综合效益的增长速度。在确保医院良性运行、不增加群众医疗负担，提高医疗服务水平的基础上，动态调整医院薪酬水平，与国民经济发展相协调、与社会进步相适应。妥善处理不同岗位类别、不同学科、不同资历人员之间的收入分配关系。

（4）抓住重点，考虑全面，效率与公平兼顾。根据医务人员培养周期长、职业风险高、技术难度大、责任担当重等特点，着力体现医务人员技术劳务价值，合理确定医务人员收入水平，做到多劳多得、优绩优酬，重点向临床一线、业务骨干、关键岗位和有突出贡献的人员倾斜，合理拉开收入差距，并建立动态调整机制。

（5）强化医院精细化管理。加强医院财务会计管理，强化成本核算与控制。在过去推行全成本核算的基础上，做好医院全面预算管理，严格执行预算制度。

（6）强化医务人员绩效考核。突出岗位工作量、服务质量、行为规范、技术能力、医德医风和患者满意度，将考核结果与医务人员的岗位聘用、职称晋升、个人薪酬挂钩。

（7）严格执行政府有关部门关于医疗改革的各项规定。医院绩效分配方案的制定和实施过程注重民主、公开，经历了集体研究、职代会讨论、报上级部门备案等规定程序。

二、薪酬结构与绩效工资的组成

（1）医院薪酬分三个部分（附录表 2-1）。

附录表 2-1　重庆市某医院薪酬结构

项目类别	项目内容
基本工资	岗位工资，薪级工资等
国贴	国家规定的医疗卫生津贴、护龄津贴等各项津补贴，严格按照国家规定执行。
绩效工资	基础绩效（包括固定部分、奖励部分）：具体按当地事业单位工资收入水平（不含超额绩效）大体持平的原则核定。实际操作中，与当地其他事业单位各岗位等级基础绩效理论水平保持一致，并以此为基数，确定基础绩效总量。测算时各类别人员的工作量绩效部分相当于基础绩效额度。
	超额绩效：业务科室的超额绩效主要为运营绩效中的固定资产收益绩效、人工成本收益绩效、变动成本控制率绩效等，同时包括目标绩效、履职绩效、专项奖励绩效。

（2）医院按医疗业务收入的5‰提取“人才队伍建设费用”专项资金（不纳入绩效工资总额），主要用于高层次人才的引进和培养，以及向作出突出贡献的高层次人才发放的激励性报酬，同时用于人才梯队建设和技术创新奖励，以有利于医院引进、留住、培养人才，推动医院人才引进和人才培养等工作的持续发展。

（3）医院绩效工资的组成包括1个“薪酬制度改革总体实施方案”和4个“具体绩效实施方案”。

医院的4个具体绩效实施方案之间需要进行预算份额分配，医院通过测算确定《运营绩效》《履职绩效》《目标绩效》《专项奖励绩效》分别占奖励性绩效预算总额的预算份额（暂定为90∶4∶3∶3），各实施方案类别所占份额可根据国家政策、主管部门规定以及医院运营当中的具体情况作适当调整。

（4）医院主要负责人绩效工资。医院主要负责人实行年薪制，每月绩效工资按本院在编在职人员绩效工资人均水平的3倍以内发放，根据主管部门对医院的绩效考核结果实行年度汇算。

三、绩效分配与综合绩效考核具体实施的内容和办法

1．具体绩效实施方案

（1）运营绩效。根据医院日常的运营目标，在绩效总额预算、人员编制规划的基础上确定各类别人员绩效额度，从医院层面将医、护、技、药、管、工勤人员分类别进行核算、考核与分配。

（2）履职绩效。主要考核中层及以上管理人员（专职管理干部）履职尽责情况，以及党团纪委干部、工会委员、学科建设、教学、质控等（兼职管理人员）履职情况等。能有效调动干部、职工工作积极性、主动性和创造性，认真履行岗位职责，优质、高效地完成各项工作任务。

（3）目标绩效。是指各分管职能部门对临床医技医辅行后等科室的医疗质量、科研教学、运营管理、医德医风、廉政建设等情况的单项考核绩效。它能促进“国家三级公立医院绩效考核”“等级医院创建和周期性复评”等行政任务的全面落实，能强化对科室各项管理的工作要求，促进医院可持续健康发展。目标绩效主要包括：药占比、耗占比、病案质量管理、风险工资暨年度目标考核绩效工资、各类年

度评优创先奖励等。一般分月度、季度、年度考核发放。

（4）专项奖励绩效。医院可设计各类专项奖励绩效，包括：综合类专项奖励、业务类专项奖励、群团协会类专项奖励、竞赛类专项奖励、其他专项奖励这5个类别。对加强医院党群建设、精神文明建设，树立良好的医德医风，提升医院文化内涵，弘扬正气，更好地为人民健康服务。

2．运营绩效方案的实施思路

（1）不同岗位类别的运营绩效预算份额分配：医院按照以下方式确定各类人员的运营绩效预算份额。

公式：运营绩效预算总额＝（全院运营绩效预算总额/全院人员系数总和）×各类人员系数总和

1）以定编人数为基础，考虑各类别岗位劳动价值、技术难度、风险因素、核心竞争力等因素，确定各类别人员运营绩效相对比例：医师∶护理∶医技∶药剂∶医辅∶行后＝1.0∶0.7∶0.8∶0.6∶0.5∶0.6。

2）结合各类人员定编人数，分类预算，确定各类别运营绩效额度占总运营绩效的预算份额。预算份额确定后一般不做大的调整。如果各岗位类别人员的定编情况发生较大变化，预算份额将适时微调，一般在每1年度调整一次预算调控系数。

医院经过近2年的新方案试行，暂时确定以下测算比例：临床医师运营绩效额度占预算总额的35.5%（包含医师、技师和科室秘书等），临床护理人员运营绩效额度占预算总额的31.5%，医技人员运营绩效额度占预算总额的12%（包含医师、技师、医技护士、登记员和打字员等），药剂人员运营绩效额度占预算总额的4.5%（包含临床药师、司药员、静脉配液人员等），医辅人员运营绩效额度占预算总额的5%（包含消毒供应中心、急诊车辆组、门诊导医及分诊、挂号收费处、出入院处、医保科窗口、护养中心、配送中心等），行后人员运营绩效额度占预算总额的11.5%（包含院领导、所有行政职能、工勤等科室人员等）。

（2）科室运营绩效的一级分配思路：科室运营绩效一级分配的主要思路。

1）确定临床、医技、药剂、医辅、行政后勤各类科室人员当月运营绩效的“预算分配额度”。

2）确定临床、医技、药剂、医辅、行政后勤类科室人员运营绩效的“科室贡献价值”。

3）根据“预算分配额度”和“科室贡献价值”来确定临床、医技、药剂、医辅、行政后勤类科室人员的当月“应得运营绩效工资额度”。

4）最后，根据各类别人员的运营绩效构成模块、调节系数（或择岗系数）、综合考核结果、单项考核、值班绩效等要素对“应得运营绩效工资额度”进行“科室运营绩效一级分配”。

5）在运营绩效一级分配时还要具体制定运营绩效的各种核算细则。包括：细分各个核算单元、确定收入核算办法、确定成本核算办法、确定变动收支结余核算办法、制定实行限峰和特补政策、核定工作量积点、测算护理人员择岗系数、行后部门基础岗位层级、行后部门价值系数等内容。

（3）科室运营绩效二级分配及要求：做好“科室运营绩效二级考核分配”是推行薪酬制度改革实施方案的最重要内容，既要符合国家医改政策中有关人事和分配制度改革政策以及相关原则，又要统筹考虑各类别人员的岗位定位与合理差距、付出与回报之间的对等关系、人员编制与工作负荷等因素，重点解决全院各科室、各专业、各类别人员之间的平衡问题，有效调动医务人员工作积极性，引导医务人员提高工作效率，改进服务质量。

各科室在运营绩效二级考核分配的过程中，需本着“医院引导、科室自主、方案报备、过程监控”的原则，结合本科室的实际情况，按照以下模式操作。

1）运营绩效二级考核分配基本要求。包括①成立“绩效考核分配监督小组”。科内推荐3～5人成立绩效考核分配监督小组，牵头制定本科室的《运营绩效二级考核分配办法》，且该办法须征得2/3以上本科室员工签名确认，报财务科、人事科备案后实施，并接受主管部门、审计部门的监督。《运营绩效二级考核分配办法》可按科室业务或人员变化需求进行修订，调整后的方案需经过科室员工会议讨论并形成书面意见，由2/3以上的员工签名确认，重新报财务科、人事科备案。《运营绩效二级考核分配办法》向工作负荷重、技术要求高的岗位或工作任务倾斜，结合工作量和工作质量，确保合理、公平、公正、多劳多得、兼顾和谐。医务人员个人薪酬不得与医院的药品、耗材、医学检验检查、治疗收入等直接挂钩。②分配程序。第一步。院方首先按科室运营绩效工资总额的3%比例提取“科室管理基金”。“科室管理基金”主要用于本科室的人员培训、临时加班、学科建设等方面。纳入医院财务统一核算，集中管理，杜绝“账外账、小金库”等违规情况的发生。第二步。提取“科室管理基金”后，院方再按规定系数核算“科室专职管理干部运营绩效”（包括：主任、副主任、护士长、副护士长、副护士长助理等人员），由财务科直接发放。第三步。剩余部分金额拨付科室，按本科室《运营绩效二级考核分配办法》进行“科室员工运营绩效”二级考核分配。

2）运营绩效二级考核分配相关规定。包括①科室专职管理干部不得再参与科室员工运营绩效二级考核分配。②各科室严禁平均分配，按本科室的《运营绩效二级考核分配办法》合理控制分配差距。③运营绩效二级考核分配时间一般不得超过5个工作日，即由财务科通知确认当月本科室绩效工资总额后，科室须在5个工作日内按本科室《运营绩效二级考核分配办法》将运营绩效工资核算到个人，填报《科室运营绩效工资二级分配情况表》，并将《科室运营绩效工资二级分配情况表》提交财务科专款发放并备案。④本指导意见中设置的各类指导性系数，无明确标注不可调整的，科室可根据实际需要协商调整设置。

（4）运营绩效二级考核分配基本方法。

1）临床、医（药）技、医辅科室分配：按1∶3∶6比例分配原则。医院有临床、医（药）技科室及其他有教学任务的科室按照1∶3∶1∶5的分配原则进行分配。

① 基础系数10%。科室员工运营绩效的10%按基础系数分配。包括工龄、学历、职称和在本科室从事本岗位的工作年限等。

② 岗位系数30%。科室员工运营绩效的30%按照按岗位系数分配。

A. 医师岗位指导系数：总住院医师1.3、组长医师1.2、责任医师1.1、经管医师1.0、见习医师0.5、技师0.8以内、科室秘书0.4以内；本科室可根据医师、技师的设岗和实际情况对岗位系数进行细分和调整。

B. 护理人员岗位系数：按照《医院护士岗位管理工作实施方案》文件内容执行；

C. 医（药）技、医辅科室可根据本科室情况进行分组设岗，岗位指导系数参照：组长1.1、诊断组员1.0、技术组员及护士0.7以内、见习0.5以内、科室秘书及打字员0.4以内的级差标准执行。本科室可根据医、技、护等人员的设岗和实际情况对岗位系数进行细分和调整。

③ 工作量60%。分有无教学任务两种情况。

A. 无教学任务的科室。科室员工运营绩效的60%按工作量（结合岗位系数）和工作质量考核结果分配。

B. 有教学任务的临床、医（药）技科室。在员工绩效二级分配时，工作量由

10%“教学工作量”和 50%“业务工作量”构成。其中：10%“教学工作量”按当月员工参与的教学工作任务分配，50%“业务工作量”（结合岗位系数）按照各科制定的员工工作量统计分配方案执行。

2）相关说明。

① 岗位系数。各科室按相关规定确定工作岗位，拟定岗位职责及考核标准，按技术含量、风险程度、工作负荷、管理责任为依据制定岗位系数。

② 工作量计算

A. 护理部门工作量：可按护理床日、护理排班、护理业绩等结合岗位系数计算。

B. 医师工作量：按门诊人次、收治患者数、手术台次、手术级别、实际占用床日数等结合岗位系数计算。

C. 教学工作量。包括：教学基本资料、教学计划、入科教育、教学查房、小讲座、疑难病例讨论、学生诊疗操作记录表、诊疗技术操作登记册/学员培训登记手册、技能培训、临床思维实训、病历修改、考试出题、监考、阅卷、学生理论和技能考核、集体评议、教学小组讨论、教学总结、学员管理、资料归档等教学工作。教学对象包括：本科低年资医师及护士、轮转医师及护士、规培生、助理全科医师、实习生、进修生、全科转岗医师、基层卫生人员等学员。

③ 工作质量考核。由各科室负责人及科内成员共同制定考评标准、办法，并组织实施。

3）行政后勤科室二级分配。行政后勤科室专职管理干部的运营绩效由院方统一发放，不再参与本科室员工的运营绩效二级考核分配。院方将行政后勤科室的“员工运营绩效总额”统一核算发放到各科室；分配原则包括：

① 各科室首先按院方核定的岗位系数份额比例来分配 50% 的员工“基本运营绩效”。

② 其余 50% 员工运营绩效纳入科室进行二级考核分配，由科室负责人按本科室的《运营绩效二级考核分配办法》统一考核分配。分配办法制定可结合 1∶3∶6 比例分配原则。

重庆市某医院绩效分配的改革实践证明，一套薪酬分配方案能有效顺利实施，既需要全院职工的广泛参与，更需要领导层的信心和决策。在方案的执行过程中，只有不断加强信息沟通，抓好目标考核管理工作，才能持续完善绩效考核分配体系，实现医院的高质量、可持续发展。

参 考 文 献

[1] 道格拉斯 · 麦格雷戈. 企业的人性面 [M]. 北京: 中国人民大学出版社, 2008.

[2] 李晖, 李科峰. 中外人性假设综述 [J]. 上海理工大学学报 (社会科学版), 2004 (1): 74-76.

[3] 亚当 · 斯密. 国富论 [M]. 北京: 华夏出版社, 2005.

[4] 乔治 · 梅奥. 工业文明的人类问题 [M]. 北京: 电子工业出版社, 2013.

[5] Maslow A H. A Theory of Human Motivation [J]. Psychological Review, 1943, 50: 370-375.

[6] 沙因. 组织心理学 [M]. 北京: 中国人民大学出版社, 2009.

[7] 威廉 · 大内. Z 理论——美国企业界怎样迎接日本的挑战 [M]. 北京: 中国社会科学出版社, 1984.

[8] 吴昊. 创新人: 一种人性假设新理念 [J]. 科学管理研究, 2000 (5): 6-10.

[9] 孙蕾. " 目标人 " 的人性假设与成就激励 [J]. 商业研究, 2001 (4): 42-44.

[10] 王成发. 超 Y 理论≠Z 理论 [J]. 中外管理, 1995 (11): 39-40.

[11] 杨学军, 苟小东. 不同人性假设对提高管理绩效的意义 [J]. 西北农林科技大学学报 (社会科学版), 2005 (5): 86-88.

[12] 郭惠容. 激励理论综述 [J]. 企业经济. 2001 (6): 32-34.

[13] Herzberg F, Mausner B, Synderman B B. Motivation To Work [J]. The American Journal of Psychology, 1959, 73 (3).

[14] Lundberg C, Gudmundson A, Andersson T D. Herzberg's Two-Factor Theory of work motivation tested empirically on seasonal workers in hospitality and tourism [J]. Tourism Management, 2009, 30 (6): 890-899.

[15] Reinhardt U, Cheng T. The world health report 2000–Health systems: improving performance [J]. Bulletin of the World Health Organization. 2000, 78 (8): 1064-1068.

[16] Pegler C. Herzberg, Hygiene and the Motivation to Reuse: Towards a Three-Factor Theory to Explain Motivation to Share and Use OER [J]. Journal of Interactive Media in Education. 2012, 2012 (1): 4-8.

[17] 鲁先锋, 倪伟光. 赫茨伯格 "双因素理论" 的作用 [J]. 现代企业, 2006 (3): 59-60.

[18] 王晓义. "双因素" 理论与薪酬制度激励功能的博弈分析 [J]. 西北农林科技大学学报 (社会科学版), 2007 (1): 93-96.

[19] 龙明先. 需要层次理论与 ERG 理论的比较研究 [J], 企业技术开发. 2009, 28 (6): 119-121.

[20] 李巍, 王玉芹. 对 " 需要层次论 " 的深入理解与借鉴 [J]. 长春理工大学学报 (社会科学版), 2003 (3): 84-85.

[21] Alderfer C P. Existence, Relatedness and Growth: human needs in organizational settings [J]. Contemporary Sociology, 1974, 3 (6): 5-11.

[22] Victor H. V. Work and Motivation [M]. London:Wiley. 1964.

[23] 袁勇志, 奚国泉. 期望理论述评 [J]. 南京理工大学学报 (社会科学版). 2000 (3): 45-49.

[24] 杨培灵, 彭尚平. 期望理论和双因素理论在薪酬管理中的应用 [J]. 商场现代化, 2009 (4): 332-336.

[25] Adams J S, Jacobsen P R. Effects of wage inequities on work quality [J]. J Abnorm Psychol, 1964, 69 (1): 19-25.

[26] 吴小建. 从公平理论看国有企业的薪酬设计 [J]. 现代管理科学, 2004 (1): 68-69.

[27] 孙伟, 黄培伦. 公平理论研究评述 [J]. 科技管理研究, 2004 (4): 102-104.

[28] 姜浩然. 基于岗位评价建立护士绩效分配体系 [J]. 中国医院院长, 2016, 11: 70-72.

[29] Lord W J. Book Reviews: Managerial Attitudes and Performance [J]. Journal of Business Communication. 1969, 6 (3): 49-52.

[30] 颜伟, 谢芳. 试论波特劳勒“综合激励模型”的应用 [J]. 企业技术开发, 2005(8): 56-58.

[31] Kimble, Gregory A. Reinforcement theory [J]. Journal of Counseling Psychology, 1956, 3(2): 112-115.

[32] 梁阜, 贾瑞乾, 李鑫. 薪酬体系设计的新理念——基于综合运用激励理论的视角 [J]. 东岳论丛, 2013 (34): 131-135.

[33] 钟力平. 斯金纳的强化理论及其应用 [J]. 企业改革与管理, 2008 (2): 70-71.

[34] 郭振芳. 归因理论研究综述 [J]. 科技信息 (科学教研), 2007 (32): 215-220.

[35] Weiner B. Intrapersonal and Interpersonal Theories of Motivation from an Attributional Perspective [J]. Educational Psychology Review. 2000, 12 (1): 1-14.

[36] Solow B R M. Another Possible Source of Wage Stickiness [J]. Journal of Macroeconomics. 1979, 1 (1): 79-82.

[37] Summers L H. Relative Wages, Efficiency Wages, and Keynesian Unemployment [J]. National Bureau of Economic Research Working Paper Series. 1988, 1: 25-90.

[38] Stiglitz J E.National Medical Expenditure Survey [J]. Rand Journal of Economics. 2001, 32 (3): 408-427.

[39] Tomohara A. What are Relevant Work Incentive Models? Shirking Model, Gift Exchange Model, or Reciprocity Model [J]. Journal of Labor Research, 2013, 34 (2): 241-252.

[40] Faria J R. Supervision and effort in an intertemporal efficiency wage model: the role of the Solow condition [J]. Economics Letters. 2004, 67 (1): 93-98.

[41] 刘文军. 工资形式、劳动供给弹性与效率条件——关于效率工资理论的几点补充说明 [J]. 首都经济贸易大学学报, 2006 (1): 77-80.

[42] Romer D. Rosen and Quandt's Disequilibrium Model of the Labor Market: A Revision [J]. Review of Economics & Statistics. 1981, 63 (1): 145-146.

[43] Shapiro C, Stiglitz J E. Equilibrium Unemployment as a Worker Discipline Device [J]. American Economic Review. 1984, 74 (3): 433-444.

[44] 王兴玲, 张英. 医院工作量积点标化法绩效工资体系设计模式 [M]. 广州: 广东人民出版社, 2017.

[45] 李连友, 罗帅. 信息不对称与非逆向选择 [J]. 经济学动态, 2014 (5): 125-132.

[46] Stiglitz J E. Information and Economic Analysis: A Perspective [J]. Economic Journal. 1985, 95 (380a): 21-41.
[47] Salop B S C. A Model of the Natural Rate of Unemployment [J]. American Economic Review. 1979, 69 (1): 117-125.
[48] Akerlof G A. Labor Contracts as Partial Gift Exchange [J]. Quarterly Journal of Economics. 1982, 97 (4): 543-569.
[49] Yellen J. Efficiency Wage Models of Unemployment [J]. American Economic Review. 1984, 74 (2): 200-205.
[50] 罗伯特 · 马希斯, 约翰 · 杰克逊. 人力资源管理 [M]. 赵曙明, 周路路译. 北京: 电子工业出版社, 2012.
[51] 赵国军. 薪酬管理方案设计与实施 [M]. 北京: 化学工业出版社, 2009.
[52] 孙玉斌. 薪酬设计与薪酬管理 [M]. 北京: 电子工业出版社, 2010.
[53] 王小刚. 企业薪酬管理最佳实践 [M]. 北京: 中国经济出版社, 2010.
[54] 陈海国, 罗国栋, 刘晓琴. 薪酬管理 [M]. 北京: 清华大学出版社, 2020.
[55] 侯建林. 公立医院薪酬制度的国际比较 [M]. 北京: 北京大学医学院出版社, 2016.
[56] 刘金峰, 方素珍. 医院管理学: 人力资源管理分册 [M]. 北京: 人民卫生出版社, 2011.
[57] 王朝君. 现代医院管理制度到底是啥 [J]. 中国卫生, 2017 (2): 66-70.
[58] 沈晓, 夏冕. 公立医院绩效管理与薪酬设计 [M]. 武汉: 华中科技大学出版社, 2020.
[59] 刘婉珊. 新形势下医院绩效工资核算分配方案的讨论 [J]. 现代经济信息, 2015 (5): 40-42.
[60] 夏冕, 裴丽坤. 我国公立医院医师薪酬制度研究 [J]. 中国医院, 2016 (4): 40-43.
[61] 俞卫. 公立医院薪酬制度改革比较研究 [J]. 社会治理, 2018 (10): 7-9.
[62] 张述成, 王志刚, 师东菊. 有效激励薪酬机制对医院人力资源管理的作用 [J]. 医学与社会. 2009 (8): 31-32.
[63] 乔治 · 米尔科维奇, 杰里 · 纽曼, 巴里 · 格哈特. 薪酬管理 [M]. 11 版. 北京: 中国人民大学出版社, 2014.
[64] 爱德华, 泰勒. 原始文化 [M], 上海: 上海文艺出版社, 1992.
[65] 李泽平. 现代医院文化管理 [M], 北京: 人民军医出版社, 2004.
[66] 托马斯 · 彼得斯, 小罗伯特 · 沃特曼. 探索企业成功之路——美国优秀公司的管理经验 [M], 上海: 上海翻译出版公司, 1985.
[67] 约翰 · 科特, 詹姆斯 · 赫斯克特. 企业文化与经营业绩 [M]. 北京: 中国人民大学出版社, 2004.
[68] 张英. 医院人力资源管理 [M]. 2 版. 北京: 清华大学出版社, 2020.
[69] 杨敦干, 董琳, 史真真, 罗欣. 北京协和医院文化建设的理念和实践 [J]. 中国医院管理, 2014, 34 (6): 49-50.
[70] 黄亚新, 徐长江, 丁强, 吴伟. 建立公立医院医务人员薪酬制度的研究 [J]. 现代医院管理, 2015, 13 (4): 22-25.
[71] 胡伟. 广东某市属三甲综合医院人才流失分析 [J]. 现代医院, 2020, 20 (6): 853-855.

[72] 廉昇, 由宝剑.DRGs 时代: 医院前瞻性绩效 [M], 北京: 新华出版社, 2020.

[73] 傅天明. 医院永续经营 [M], 北京: 中译出版社, 2018.

[74] 由宝剑, 赵钧, 陈财柳, 等. DRGs 时代: 中国医院成本管理会计与经营决策分析 [M], 北京: 民主与建设出版社, 2021.

[75] 国家卫生健康委员会. 2021 中国卫生健康统计年鉴 [M], 北京: 中国协和医科大学出版社, 2021.

[76] 倪婧妍, 邵茵, 蔡璇斐. 医院骨干人才流失的原因及其对策探讨 [J]. 江苏卫生事业管理, 2018, 29 (6): 629-631, 634.

[77] 王禾. 公立医院医师薪酬激励机制与模型研究 [D]. 华中科技大学, 2019.

[78] 黄铃. 基于渐进主义模型的重庆市公立医院薪酬政策研究 [D]. 西南大学, 2019.

[79] Yellen J. Efficiency Wage Models of Unemployment [J]. American Economic Review. 1984, 74 (2): 200-205.

[80] 徐静, 周亚夫, 葛运运. 国内外全科医师的覆盖范围及待遇和相应支付方式 [J]. 中国全科医学. 2013, 16 (30): 2787-2789.

[81] 陈英耀. 美国医院的结构特征与不同医院的绩效比较——兼谈对我国公立医院改革的思考 [J]. 中国医院管理. 2005 (01): 61-64.

[82] Burns R P. The Historic Role and Questionable Future of Public Hospitals [J]. Journal of the American College of Surgeons. 2008, 206 (5): 767-781.

[83] Gourevitch M N, Malaspina D, Weitzman M, et al. The Public Hospital in American Medical Education [J]. Journal of Urban Health. 2008, 85 (5): 779-786.

[84] 冉利梅, 冯友梅, 刘智勇. 美国医师薪酬支付方式改革的几种模式探析 [J]. 中国医院管理. 2012, 32 (4): 43-45.

[85] Robinson J C. Theory and practice in the design of physician payment incentives [J]. Milbank Quarterly. 2001, 79 (2): 149-177.

[86] Swol M A V. Does pay-for-performance improve the quality of health care? [J]. Annals of Internal Medicine. 2006, 145(4): 265-272.

[87] Pkremus L. Public reporting and pay for performance in hospital quality improvement [J]. New England Journal of Medicine. 2007, 356 (17): 1782.

[88] Sood N, Huckfeldt P J, Escarce J J, et al. Medicare's Bundled Payment Pilot For Acute And Postacute Care: Analysis And Recommendations On Where To Begin [J]. Health Affairs. 2011, 30 (9): 1708-1717.

[89] Mukherji S K, Fockler T. Bundled Paymen [J]. Journal of the American College of Radiology. 2014, 11 (6): 566-571.

[90] Fisher E S, Staiger D O, Bynum J P, et al. Creating accountable care organizations: the extended hospital medical staff. [J]. Health Aff. 2007, 26 (1): 44-47.

[91] 张嵬, 马玉琴, 段光锋. 英国 NHS 体系对我国卫生服务的启示 [J]. 解放军医院管理杂志, 2012, 19 (6): 599-600.

[92] 王路加, 郭亚妮. 公立医院医务人员薪酬激励的国际经验借鉴与启示 [J]. 山东纺织经济. 2018 (4): 39-42.

[93] Amy R. Review of compensation levels, incentives and the Clinical Excellence and Distinction Award schemes for NHS consultants [M]. UK: The Stationery Office Limited, 2012.

[94] 侯建林, 刘金峰, 雷海潮, 等. 德国医院管理及对我国卫生改革的启示 [J]. 中华医院管理杂志, 2016, 9: 693-696.

[95] Maylath E. DRGs in psychiatric hospital financing exemplified by Hungary. A model for Germany? [J]. Gesundheitswesen. 2000, 62 (12): 633-645.

[96] Vogl M. Hospital financing: calculating inpatient capital costs in Germany with a comparative view on operating costs and the English costing scheme [J]. Health Policy. 2014, 115 (2-3): 141-151.

[97] 李滔, 张帆. 德国医疗卫生体制改革现状与启示 [J]. 中国卫生经济. 2015, 34 (4): 92-96.

[98] 李秀芹, 安颖, 罗桂华. 国外医师执业模式对我国医师多点执业发展的启示 [J]. 产业与科技论坛, 2016, 15 (17): 13-14.

[99] 许飞琼. 澳大利亚的医疗保险制度及其借鉴 [J]. 中国医疗保险. 2013 (5): 68-70.

[100] 李颖, 田疆. 澳大利亚卫生人力资源管理改革及对我国的借鉴意义 [J]. 中国卫生政策研究, 2011, 4 (3): 57-60.

[101] Marisa R, Carol P, Simon B. Using financial incentives to promote teamwork in healthcare [J]. Journal of Health Services Research & Policy. 2002, 7 (2): 69-73.

[102] Makiko U O, Seiji B, Shinji M, et al. Physician job satisfaction and quality of care among hospital employed physicians in Japan. [J]. Journal of General Internal Medicine, 2009, 24 (3): 387-392.

[103] 刘颖, 梁立波, 孙宏, 等. 公立医院薪酬激励的国际经验及对我国的启示 [J]. 中国医院管理, 2015, 35 (6): 12-15.

[104] 徐旭亮. 公立医院改革背景下三明市公立医院薪酬制度改革的探索 [D]. 厦门大学, 2017.

[105] 陈建平, 郭永瑾, 高解春, 徐文静. 上海市级医院内部绩效考核和分配制度的实践与探索 [J]. 中国医院, 2015, 19 (9): 1-4.

[106] 薛云, 谢宇, 刘博, 等. 我国典型地区公立医院薪酬改革进展比较研究 [J]. 中国医院管理, 2018, 38 (4): 5-7.

[107] 黄铃. 基于渐进主义模型的重庆市公立医院薪酬政策研究 [D]. 西南大学, 2019.

[108] 欧云清. 安徽省公立医院薪酬制度研究 [D]. 安徽医科大学, 2017.

[109] 付英杰, 王健, 孟彦, 等. 国际视角下我国公立医院薪酬制度改革现状研究 [J]. 卫生软科学, 2019, 33 (9): 5-12.

[110] 王禾, 闵锐. 基于我国行业特点的公立医院薪酬制度思考与分析 [J]. 中国医院管理, 2019, 8: 342-347.

[111] 张锦文. 台湾医师的薪酬演绎 [J]. 中国医院院长, 2007, 12: 27-28.

[112] 杨长青, 王克霞. 再造医酬: PF 医师费制度实战全解析 [M]. 北京: 化学工业出版社, 2015.
[113] 冯皓, 陈培元. 以资源为基础的相对价值比率: 一种合理支付医师服务酬金的新方法 [J]. 国外医学 (医院管理分册), 1992, 10: 20-28.
[114] 彭望清, 朱胤. 绩效革命——大型医院绩效改革实战全案 [M]. 北京: 光明日报出版社, 2013.
[115] 苗丽琼. DRGs 评价指标在医疗绩效管理体系中的应用 [J]. 中华医院管理杂志, 2015, 9: 693-696.